INTERMITTIERENDES FASTEN

Mit Kurzzeitfasten Schnell Und Gesund Abnehmen

(Sowie Schnell Und Gesund Abnehmen Durch Intermittierendes Fasten)

Tanja Eichelberger

Herausgegeben von Alex Howard

© **Tanja Eichelberger**

All Rights Reserved

Intermittierendes Fasten: Mit Kurzzeitfasten Schnell Und Gesund Abnehmen (Sowie Schnell Und Gesund Abnehmen Durch Intermittierendes Fasten)

ISBN 978-1-77485-047-3

INHALTSVERZEICHNIS

KAPITEL 1: Intermittierendes Fasten und unsere Fettverbrennung

Um den Zusammenhang zwischen intermittierendem Fasten und unserer Fettverbrennung, und so auch verstärkter Gewichtsverluste, zu verstehen, ist es notwendig sich zu verdeutlichen, wie unser Körper im nüchternen Zustand und im nicht-nüchternen Zustand arbeitet und funktioniert. Es existiert somit ein Unterschied für unseren Körper, ob wir etwas gegessen haben oder ob unser Magen leer ist. Im nicht-nüchternen Zustand befindet sich unser Körper dann, wenn wir essen und wenn nach dem Essen unsere Nahrung verdaut und verarbeitet wird. In der Regel ist unser Körper zwischen 2 und 5 Stunden nach der eigentlichen Nahrungsaufnahme noch damit beschäftigt, das Gegessene zu verdauen und in Energie und Reserven (Fettpolster!) umzuwandeln und zu erarbeiten. Hier wird der Körper nur wenig dazu angeregt Körperfett zu verbrennen; eher im Gegenteil wird die überschüssige und nicht benötigte Energie der Nahrung in Reserven, Fett und Körpergewicht umgewandelt.

Ist die aufgenommene Nahrung dann auch noch sehr reich an Kohlenhydrate, wird die Fettverbrennung noch um ein weiteres reduziert. Denn bevor unser Organismus dazu kommt Fett zu verbrennen, nutzt er erst mal die neuen Kohlenhydrate zum Energie zu gewinnen.

Ist unser Körper mit der Verdauen fertig und bedarf der Körper keiner weiteren Energie, um seine Leistung zu erbringen, wechseln wir automatisch in den nüchternen zustand. Das kann zwischen 6 und 12 Stunden nach letzten Nahrungsaufnahme der Fall sein.

Sind wir nüchtern, dann muss unser Körper zwangsläufig an die körpereigenen Fettreserven, um Energie für den Alltag zu gewinnen. Das liegt an den niedrigen Insulinwerten zum einen und zum andren an den nicht vorhandenen Kohlenhydraten, die unser Körper sonst eigentlich verbrennt. Hier kommt übrigens noch ein weiterer Aspekt zum Tragen, warum intermittierendes Fasten so erfolgversprechend ist: denn während des Fastenzyklus' schüttet unser Körper vermehrt das menschliche Wachstumshormon aus ... und dieses Hormon gilt als einer der effektivsten Fettverbrennungshormone. Zudem schützt es gleichzeitig davor, dass unsere Muskeln zu Energie verbrannt werden.
Auch verbessert sich, während des intermittierenden Fastens, unsere Insulinsensibilität. Je höher diese, desto gesünder unser Stoffwechsel.
Im nüchternen Zustand verbrennen wir also nicht nur einfach so Fett. Unser tiefer Insulinspiegel regt die Fettverbrennung zusätzlich an. Zudem wechselt der Körper vom Energienutzen von Kohlenhydrate zu Fett als Energiequelle Nummer Eins. Unsere Fettpolster werden also dazu

verwendet Energie zu produzieren. Das Wachstumshormon schließlich schützt unsere Muskeln davor als Energie verbrannt und umgewandelt zu werden und regt darüber zusätzlich die Fettverbrennung an.

Leckere Proteindrinks um das Fasten zu unterstützen

KIBA. Der Protein Cocktail.

Vor dem Sport oder nach dem Sport … auf jeden Fall in der erlaubten Zeit zum Essen, stellt der Kiba-Protein-Cocktail einen wahren Leckerbissen da. Was du benötigst? 150 ml Kirschnektar, 150 ml Bananennektar, 1 Banane und 150 ml Mineralwasser. Die Banane schälen, in Stücke schneiden und gemeinsam mit den restlichen Zutaten in einem Mixer vermischen lassen. Schmeckt gut, ist nährreich und gibt den Extrakick an Energie und Frische, die man sich nach einer langen Fastenzeit wünscht … und der Kiba-Cocktail ist darüber hinaus auch noch sehr sättigend.

Ananasig, sprizig, gut.

Ob als Frühstückseinstieg oder für zwischendurch, der Ananas-Shake ist einfach in der Zubereitung und schmeckt einfach lecker. Wichtig ist nur, dass man zur Zubereitung eine frische Ananas verwendet und nicht auf die zuckerreiche Dosenfrucht setzt. Was du brauchst? 300 ml Mineralwasser, 200g frische Ananas und eine Hand Eiswürfel. Die Ananas schälen und in Stücke geschnitten mit den restliche Zutaten in einen Mixer geben. Wer mag nimmt noch eine Handvoll Haferflocken und reichert seinen Proteindrink um ein

Vielfaches an. Genießen und den Tag mit frischer Ananaspower bestreiten. Was möchte man mehr?

Apfel. Birne. Melone – der ABM-Drink Jammy! Ist der lecker ... und erfrischend ... und gesund ... und einfach genial, um unsere intermittierende Ernährungsform noch zu verbesser. Was wir brauchen? 250 g Honigmelone, 100 g Apfel, 150 g Brine, 4cl Mineralwasser und Eiswürfel. Wir schälen die Früchte, befreien die Honigmole von Schale und Kern, schmeißen alles zusammen in einen Mixer und können schon nach kurzer Zeit, einen erfrischenden, fruchtigen Proteinshake genießen. Einfach, lecker und super schmackhaft.

Kapitel 2: Was ist Intermittierendes Fasten?

Der Begriff „Intermittierend" stammt von der lateinischen Sprache ab (intermittere) und bedeutet nichts weiter als „aussetzen" oder „unterbrechen". Das Intermittierende Fasten („IF") wird daher auch als Teilzeitfasten oder Intervallfasten bezeichnet. Es ist keine klassische Fastendiät oder Fastenkur, da sich Essensphasen mit Fastenphasen abwechseln. Dies bedeutet, dass du zu bestimmten Tageszeiten Nahrung zu dir führen kannst.

Mit dem Wort „Fasten" wird ein bewusster Verzicht auf Nahrung für einen bestimmten Zeitraum bezeichnet. Es werden in dieser Zeit keine oder kaum Lebensmittel zugeführt. Dabei beträgt die Fastenzeit in der Regel nur wenige Tage, in der lediglich Wasser aufgenommen wird. Beim Intermittierenden Fasten kombinieren wir das Fasten mit dem Essen und können unseren Körper auf eine harmonische Weise zu seinen Grenzen führen.

Wir wechseln somit den Verzicht auf Nahrung mit einer normalen Ernährungsweise über stets gleichmäßig ablaufende Zeiträume ab. Verzichten wir zum Beispiel für einen Tag komplett auf Nahrung, können wir am folgenden Tag normal essen. Doch dies ist nur eine Form des Intervallfastens und es gibt darüber hinaus noch weitere.

Das Intermittierende Fasten bringt viele Vorteile für unsere geistige und körperliche Gesundheit mit sich. Diese werde ich dir im späteren Verlauf dieses Buches erläutern. Dabei kommt es weder zu Heißhunger noch einem schwachen Körpergefühl. Dies liegt vor allem daran, dass viele Menschen sich über den Gewichtsverlust und Fettabbau im Klaren sind, die das Fasten mit sich bringt.

Wie funktioniert Intermittierendes Fasten?

Das Intermittierende Fasten zeichnet sich durch zwei Phasen aus: die Essensphase und die Fastenphase. In der Essensphase wird ganz normal gegessen, ohne dass wir es übertreiben. Das bedeutet, dass du dich bewusst und gesund ernährst, vorrangig von Gemüse und Obst. In der Fastenzeit wird sodann in der Regel komplett auf Nahrung verzichtet. Dies ist jedoch stark abhängig davon, welche Fasten-Methode du wählst. Denn es gibt auch Fastenmethoden, in denen du in der Fastenzeit ein paar Kalorien zu dir führen darfst, um den Hunger besser zu überbrücken.

Du kannst das Intervallfasten schrittweise beginnen. So kannst du damit starten, auf eine Mahlzeit am Tag zu verzichten. Hast du dies für eine Woche geschafft, kannst du in der nächsten Woche auf zwei Mahlzeiten verzichten. Dies kannst du dann solange durchführen, bis du es geschafft hast, für 24 Stunden vollständig auf Nahrung zu verzichten. Dann kannst du mit dem Intervallfasten starten.

Besonders für Anfänger ist diese langsame Methode zu empfehlen. Indem du langsam damit startest, für mehrere Stunden bewusst auf Nahrung zu verzichten, kann dein Körper sich umstellen und du kannst langfristig Fett abbauen und abnehmen. Du siehst also, dass kein Hexenwerk oder eine Art Zauberei dahintersteckt. Durch das stunden- oder tagelange Fasten auf Nahrung kannst du deinen Körper auf eine natürliche Weise zur Fettverbrennung bringen.

Schauen wir uns die beiden Phasen nun noch einmal näher an:

1.Fastenphase

Die Fastenphase kann zwischen 12 und 24 Stunden dauern. Es kommt hierbei ganz auf die Methode an, für die du dich entschieden hast. Du bestimmst hierbei selbst, welche Methode zu dir passt. Während der Fastenphase ist es wichtig, dass du komplett auf feste Nahrung verzichtest und dich auch wirklich an diese Vorgabe hältst. Dabei ist es wichtig, dass du ausreichend Flüssigkeit in Form von Wasser zu dir nimmst.

Die Flüssigkeitszufuhr sollte sich aus mindestens 2 Litern Wasser zusammensetzen. Auch ungesüßte und nicht aromatisierte Kräutertees sind eine gute Abwechslung. Dabei sollten Limonaden und andere Softdrinks während dieser Zeit nicht auf deinen Speiseplan gehören, da sie in der Regel viel Zucker enthalten.

2.Essensphase

In der Essenszeit kannst du alles Essbare zu dir nehmen, was dich gesund und glücklich macht. Allerdings solltest du hierbei beachten, dass du es nicht übertreibst und vorrangig zu gesunden Lebensmittel greifst. Die Basis sollte aus frischem Gemüse, Obst und Vollkornprodukten bestehen. Nahrungsmittel mit viel

7

Zucker sowie Fast Food Produkte solltest du in dieser Zeit eher meiden.

Du solltest daher solchen Lebensmitteln eine Chance geben, die dich von innen mit der nötigen Energie für eine lange Zeit versorgen. Bevor du etwas zu dir nimmst, kannst du dich fragen: Enthält dieses Essen viel Eiweiß, gesunde Vitamine und Mineralstoffe? Praktisch sind hier neben frischem Obst und Gemüse auch Hülsenfrüchte und Nüsse, die wichtiges Eiweiß, Fett und Ballaststoffe liefern.

Wie bereits erwähnt, können die zwei Phasen unterschiedlich lang sein. So kann die Essensphase zwischen 4 bis 24 Stunden dauern. Übrigens ist es auch in der Essensphase wichtig, dass du ausreichend Flüssigkeit zu dir nimmst. Du kannst dich hier an die folgende Faustregel halten: 1 Liter Wasser pro 20 kg Körpergewicht! Ein Beispiel: Wenn du 80 kg wiegst, solltest du mindestens 4 Liter Wasser trinken.

Kapitel 3: Sinn und Vorteile

Viele von uns haben die ganzen Diäten aus den Hochglanzmagazinen sicherlich schon häufig ausprobiert. Meistens kam es dabei zu zwei möglichen Effekten.
Entweder Du hast die Diät durchgehalten und abgenommen, hast dann aber danach wieder (mehr) zugenommen. Oder aber Du hast die Diät einfach abgebrochen, da der Durchhaltewillen fehlte.

Genau hier setzt das intermittierende Fasten als wirklich gute Alternative an. Normale Diäten sind zum Scheitern verurteilt, da sie einfach keinen Spaß machen. Wir müssen uns viel zu sehr einschränken. Beim intermittierenden Fasten ist das anders. Wir dürfen auch essen und sehen auf der anderen Seite die positiven Effekte. Gleichzeitig können die Intervalle einfach in den bestehenden Tagesablauf eingefügt werden. Wer es einmal probiert hat, wird sogar Spaß an der Sache bekommen. Der Jo-Jo- Effekt bleibt ebenfalls aus.
Gleichzeitig wirkt sich dieses Fasten positiv auf unsere Gesundheit und ebenfalls auf unseren Körper aus. Unsere Vorfahren kannten noch Zeiten, in denen Essen Mangelware war. Sie erlebten also Zeiten, in denen Essen vorhanden war, die dann wieder durch Intervalle abgelöst wurden, in denen kaum oder gar kein Essen verfügbar war. Für den Körper war das teilweise sehr

gut. Es gab keine Überernährung. Der Körper konnte arbeiten, sich regenerieren.

In unserer heutigen Zeit hingegen gibt es Essen überall und durch die zahleichen Lieferdienste sogar 24 Stunden am Tag. Das Fatale dabei: In Deutschland ist Essen besonders billig. Nicht ohne Grund sind Süßwaren hier besonders günstig erhältlich. Dem modernen Menschen fehlen dadurch somit die ganz natürlichen Ruhezeiten, Fastenzeiten, die unsere frühen Vorfahren erlebten. Unser Körper ist aber nach wie vor darauf ausgelegt, möglichst viel Fett für schlechte Zeiten zu sammeln. Es gibt Menschen, die können scheinbar so viel essen wie sie wollen, ohne zuzunehmen. Allerdings zeigt sich bei diesen mit zunehmendem Alter auch eine Veränderung zum Negativen.

Der moderne Mensch isst und isst. In der Folge speichert und speichert unser Körper. Das ist ein schleichender Prozess, der ganz harmlos und langsam beginnt. Durch das ständige Essen bleibt also die Zeit für den Fettabbau vollkommen aus. Wir nehmen nicht nur zu, dieser Punkt kann auch zu gesundheitlichen Problemen führen.

Intermittierendes Fasten kann also eine Lösung sein, um unseren Körper wieder ins Gleichgewicht zu bringen. Während wir also für ein paar Stunden jeden Tag oder sogar mehrere Tage fasten, bedient sich nun unser Körper an dem gespeicherten Fett und leitet daraus die Energie für die körperlichen Prozesse aus.

Aber nicht nur das Essen im Überfluss setzt uns zu. Sondern auch die Fertigwaren, die wir überall finden. Erinnert sich noch jemand, wie es vor 20 oder 30 Jahren aussah. Da gab es Bäcker, die keiner Kette angehörten, die frische Brötchen und Kuchen herstellten. Heute hingegen gibt es den einzelnen Bäcker kaum noch. Stattdessen erfolgt eine Belieferung durch Massenproduktionen mit Fertigwaren, die qualitativ nicht wirklich gut sind, an die wir uns geschmacklich aber schon gewöhnt haben. Das intermittierende Fasten bietet daher eine ideale Möglichkeit, um unser tägliches Essen ein wenig zu hinterfragen. Es bietet Raum für frische Waren, eigene Zubereitungen und den Verzicht auf Fertigprodukte aus dem Supermarkt und Co.

Normale Diäten bringen nichts
Die normalen Diäten sind zum Scheitern verurteilt. Und das aus mehreren Gründen. Der wichtigste Grund liegt aber darin, dass sie einfach keinen Spaß machen. Und was uns keinen Spaß macht, wird als Übel angesehen. De facto halten wir das Übel nicht lange durch.
Gleichzeitig sind viele Diäten so unglaublich umfangreich und stressig, dass alleine der Aufwand im Vorfeld viel zu hoch ist. Manchmal gibt es ganze Einkaufslisten, die uns nicht nur den Spaß sondern auch den Nerv rauben.
Selbst wenn wir die Diät durchhalten, haben wir meistens danach Probleme Schlank zu bleiben. Es kommt zu dem bekannten Jo-Jo Effekt. Schließlich ist die Diät vorbei und die normale Ernährung beginnt.

Nicht selten wird einige Wochen nach Abschluss einer solchen Diät darüber geklagt, dass plötzlich auf der Waage ein viel höheres Gewicht angezeigt wird, als noch vor der Diät.

Deswegen kann ich Dir nur das intermittierende Fasten empfehlen, um genau diesen Punkten einfach zu entgehen. Es fängt schon damit an, dass die Fastenintervalle einfach Spaß machen. Erstens sind sie sehr übersichtlich, also einfach durchzuhalten und auf der anderen Seite können wir die Erfolge bereits nach kurzer Zeit sehen. Das macht Spaß! Das lässt uns durchhalten!

Den Körper durchfegen

Mit dem intermittierenden Fasten kannst Du Deinen Körper einmal in allen Ecken so richtig durchfegen. Es geht nicht nur um das Abnehmen. Gesammelte Toxine und Schlacken können endlich ausgespült werden. Du kannst sogar auch wieder Deinen Hormonhaushalt und Deinen Blutzuckerspiegel auf Vordermann bringen und ausbalancieren. Selbst die Lust auf süße Snacks kann durch ein Intervallfasten gebändigt werden. Der Körper stellt sich langsam um, die Sucht nach Süßwaren wird geringer.

Interessant ist auch der Effekt auf unser Hautbild. Bereits nach einer Woche lassen sich Effekte erkennen und unsere Haut verbessert sich. Teilweise kann das intermittierende Fasten sogar bei Neurodermitis sehr nützlich sein.

Die meisten Menschen spüren beim Fasten aber auch, wie die positiven Auswirkungen auf Seele und Körper sind. Alles fällt irgendwie einfacher, Du wirst lockerer, einfach vitaler.

Was ist mit dem Jo-Jo Effekt

Eine Diät durchzuhalten, ist ein Punkt. Dem anschließenden Jo-Jo Effekt zu entgehen, aber ein ganz anderer. Entgegen einer Intervalllösung, kommt es beim Abschluss einer Diät meistens zum Fall in alte Gewohnheiten. In den ersten Tagen und Wochen wird vielleicht noch bewusst gegessen, dass wir dann aber schnell wieder vergessen und schon bald sind wir wieder da, wo wir vorher waren. Häufig steigt das Gewicht sogar an. Die Reizüberflutung im Supermarkt und in der Werbung ist einfach zu groß.

Beim intermittierenden Fasten hingegen, gehst Du ganz anders an die Sache ran. Du hast die Möglichkeit, die Intervalle auf Dauer einzufügen. Dabei zielt diese Aussage vor allem auf Intervalle wie 16:8, die auch sehr individuell ausgelegt (also verkleinert oder vergrößert) werden können. Denn bei den Intervallen hast Du weiterhin immer eine feste Zeit, in der das Fett wieder abgebaut werden kann. Einfach gesagt, lässt sich damit der Jo-Jo Effekt gut verhindern.

Du kannst sehr individuell vorgehen. Zum Beispiel zur Einführung die 16:8 Variante für 1 – 2 Wochen nutzen, um Deine Disziplin daran zu gewöhnen. Danach kannst Du für zum Beispiel 2 Wochen bewusst auf eine strengere Variante übergehen, um gezielt viel Gewicht abzubauen. Ist das Ziel erreicht, kannst Du wieder dauerhaft auf die 16:8 Variante übergehen, die auch auf Dauer für Deinen Körper gesund ist. Natürlich kannst Du den Zeitrahmen des Fastens auch weiter einschränken. Der Jo-Jo Effekt wird also im Gegensatz zu einer herkömmlichen Diät verhindert.

Garnelenpfanne mit grünem Spargel

Du brauchst:

- 200 g grüner Spargel
- 5 Cherrytomaten
- 75 g Garnelen (tiefgekühlt)
- 75 ml Gemüsebrühe
- 1 EL Sojasauce
- 1/4 Chilischote
- 1 EL Öl
- 1 TL Zitronensaft
- Salz und Pfeffer

Zubereitung:

Wasche und schäle den Spargel und zerteile ihn in mundgerechte Stücke. Erhitze eine Pfanne mit Öl, gib Spargel und Gemüsebrühe hinein und gare den Spargel für 8 - 10 Minuten. Wasche und halbiere die Tomaten, schneide die Chilischote in feine Ringe. Spüle die Garnelen ab, entferne, wenn nötig, die Schale und gib sie, zusammen mit Chili und Tomaten, ebenfalls in die Pfanne. Schmecke zum Schluss mit Sojasauce, Zitronensaft, Salz und Pfeffer ab.

Blattsalat in Buttermilch

Zutaten

- 250 g Blattsalate gemischt
- 1 Bch. Magermilchjoghurt
- 1 EL Walnussöl
- 2 EL Buttermilch
- 1 EL Weißweinessig
- 2 EL Schnittlauchröllchen
- Für die Walnusscroutons:
- 50 g Walnusskerne
- 1 Prise Paprikapulver
- 1 Prise Cayennepfeffer
- 1 Scheibe Weißbrot

Zubereitung

Zunächst die frischen Salate gründlich waschen und danach einfach klein schneiden oder zupfen. Jetzt kommt die Sauce an die Reihe. Wallnussöl, Essig und Buttermilch werden mit Schnittlauch verrührt und mit Pfeffer und etwas Salz abgeschmeckt.

Die Walnusscroutons in kleine Würfel schneiden und mit der Brotscheibe (ebenfalls in Stücke schneiden) im Backofen rösten und als Zugabe zum Salat präsentieren, der nun mit dem Dressing gemischt wird.

Karotten-Erdnuss-Suppe

Zutaten:

1 TL Öl

1 rote Zwiebel

3 gehackte Knoblauchzehen

1 Stück Ingwer, gehackt

2 Karotten, gehackt

50 g Erdnüsse

50 g Tomaten, gehackt

200 ml Kokosmilch

100 ml Wasser oder Gemüsebrühe

1/2 TL Salz

1 TL Tabasco (je nach Belieben)

1 – 2 TL Ahornsirup

2 EL Sesamöl
Zubereitung:

Zuerst Zwiebel, Knoblauch und Ingwer in Öl glasig andünsten. Dann die Erdnüsse hinzufügen und 2 Minuten rösten. Dazu Karotten geben und ca. 2

Minuten kochen. Jetzt kommen die Tomaten - ca. 4 Minuten kochen. Kokosmilch, Gemüsebrühe Salz, Tabasco, Ahornsirup und Sesamöl hinzugeben. Alles aufkochen und 10 Minuten köcheln lassen. Danach leicht abkühlen lassen und pürieren.

Low-Carb Pasta

Zutaten:

1 Knoblauchzehe, zerteilt
7-8 grüne Spargel, zerteilt
4 Zucchini, mit Spiralschneider geschnitten
1 TL Olivenöl
Salz, Pfeffer

Zubereitung:

Zutaten waschen und vorbereiten.
Mit Spiralschneider die Zucchini in nudelförmige Streifen schneiden.
Olivenöl in Pfanne auf mittlere Hitze stellen.
Knoblauch hinzu und nach 1-2 Minuten dann Zucchini und Spargel dazu und alles 10-15 Minuten erhitzen, immer mal rühren
Salz, Pfeffer, Kräuter nach Geschmack hinzugeben.
Servieren.

(pro Portion: 100 Kalorien, 7 g Fett, 7 g Kohlenhydrate, 4 g Eiweiß)

Omelette mit Tomaten und Käse:

Zutaten für 2 Portionen:

- 4 Eier
- 1 Tomate
- 20g Reibekäse
- 20g Butter
- Salz und Pfeffer

Zubereitung:

Wärmen sie den Backofen auf 160°C vor. Nehmen sie dann eine Schüssel zur Hand und schlagen sie in diese die Eier auf und geben sie etwas Mineralwasser sowie Salz und Pfeffer hinzu. Waschen sie dann die Tomate und schneiden sie diese in Scheiben. Erhitzen sie danach in einer Pfanne etwas ÖL und geben sie die Eimasse hinzu und lassen sie diese stocken, danach geben sie noch die Tomate hinzu und verteilen den Käse darüber, anschließend stellen sie das ganze noch für etwa 10 Minuten in den vorgeheizten Backofen.

"Mix and Match" Basic Green Smoothie

Du brauchst:

- 2 - 3 handvoll Spinat / Grünkohl / Feldsalat
- 1/3 Gurke
- 1/2 Avocado (optional)
- 1 Apfel / 1 Birne / 1 Banane
- Saft aus 1/2 Limette
- 1 EL frische Minzblätter (optional)
- 1 TL Chiasamen / Leinsamen (optional)
- 100 ml Milch / Kokosmilch / Mandelmilch
- 300 ml Wasser

Zubereitung:

Wasche, beziehungsweise schäle und entkerne Obst und Gemüse, und verarbeite es gemeinsam mit Milch und Wasser im Mixer zu einer glatten Flüssigkeit. Gib den Limettensaft und optional Samen und Minzblätter hinzu, rühre alles nochmals durch und erfreue dich an einem rundum gesunden und frischen grünen Smoothie. Tipp: Variiere mit den Zutaten und kombiniere sie unterschiedlich, um deinen persönlichen Favoriten zu finden. Die Konsistenz kannst du ganz einfach beeinflussen, indem du etwas mehr oder weniger Wasser verwendest.

Grünes Rührei

Zutaten für eine Portion:
2 Eier
25 g Rucola
1 TL Schnittlauch
1 TL Basilikum
1 TL Petersilie
1 TL Olivenöl

Zubereitung:
Schnittlauch, Basilikum und Petersilie waschen und fein hacken.
Eier mit den Kräutern und dem Rucola verrühren.
Olivenöl erhitzen und Rührei darin zubereiten.

Zubereitungszeit: 10 Minuten

Kerniger Früchtequark (~ 350 kcal)

200 g Quark (ungesüßt)

1 Aprikose

3 - 4 Erdbeeren

1 TL Leinsamen

2 EL Mandelblättchen

5 Walnüsse

1 TL Honig

1 TL Zitronensaft
Zubereitung:

Vermengen Sie zunächst den Quark mit Honig und Zitronensaft. Erhitzen Sie eine Pfanne ohne Fett und rösten Sie die Mandelblättchen darin, bis sie sich braun verfärben. Waschen Sie die Erdbeeren, entfernen Sie den Strunk und schneiden Sie sie in Scheiben. Waschen und entkernen Sie die Aprikose und schneiden Sie sie in Würfel. Hacken Sie die Walnüsse, geben Sie das Obst, die Leinsamen, Mandelblättchen und Walnüsse zum Quark und vermengen Sie alle Zutaten gründlich.

Chia-Quark mit Beeren

Portionen: 1
Zutaten
150 g Beeren nach Wahl
½ Avocado
3 EL Quark
2 EL Milch
2 EL Chiasamen
1 EL Leinsamen
einige Spritzer Zitronensaft
Zubereitung

1.   Milch und Chiasamen in eine Müslischüssel geben, mischen, 15 Minuten ruhen lassen.
2.   Avocado halbieren, aus der einen Hälfte äHHdas Fruchtfleisch herauslösen, auf einen Teller geben, mit einer Gabel etwas zerdrücken, mit Zitronensaft beträufeln.
Die restlichen Zutaten mit Avocado, Beeren, Chiasamen und Quark in die Müslischüssel mischen oder schichten.

Gesundes Früchtemüsli

Zutaten:
3 EL Proteinpulver
3 EL Magerquark
4 EL Wasser
1 EL Sojaflocken
1 TL Flohsamen
2 EL ungesüßte Kokosflocken
1 Kiwi
1 Grapefruit
5 Erdbeeren
Vanilleschote
Stevia nach Bedarf

Zubereitung:
Vanillemark auskratzen.
Magerquark, Wasser, Sojaflocken, Vanillemark und
Flohsamen miteinander verrühren.
20 Minuten quellen lassen.
Kiwi und Grapefruit schälen und würfeln.
Erdbeeren putzen und vierteln.
Quarkmasse mit den Früchten und den Kokosflocken
servieren.
Nach Belieben mit Stevia süßen.

Stremellachs mit Avocado

(350 kcal, 28,5 g Eiweiß, 0 Kohlenhydrate, 11 g Fett)

Zutaten:

100 g Stremellachs
1 Avocado
Albaöl
Salz und Pfeffer

Zubereitung:

Brate zunächst den Lachs in einer Pfanne mit etwas Albaöl an und schneide indes die gewaschene Avocado der Länge nach in Scheiben. Wenn der Lachs innen noch etwas glasig ist, lege die Avocadoscheiben mit dazu und brate sie an.
Erst kurz vor dem Ende mit Salz und Pfeffer würzen.
Serviere nun alles auf einem Teller.
Wahlweise kannst du auch eine frische Zitrone darüber pressen und/oder einen Zweig Thymian darüberlegen.

Babyspinat-Salat mit Champignons

Du brauchst:

Für den Salat

- 150 g Babyspinat
- 2-3 große Champignons
- 4 getrocknete Tomaten
- 2 EL Pinienkerne

Für das Dressing

- 2 EL Balsamico Essig
- 1 EL Honig
- 2 EL Olivenöl
- 1/2 TL Senf
- 1 TL getr. Gartenkräuter (Mischung)
- Salz und Pfeffer

Zubereitung:

Wasche die Babyspinatblätter, viertele die Champignons und schneide die getrockneten Tomaten in Streifen. Erhitze eine Pfanne ohne Fett und röste die Pinienkerne darin. Verrühre für das Dressing Balsamico, Honig, Öl und Senf, gib getrocknete Kräuter hinzu und schmecke mit Salz und Pfeffer ab. Garniere den Salat zum Schluss mit den frisch gerösteten Kernen.

Garnelensuppe

Zutaten für 4 Portionen:
700 ml Kokosmilch
500 g frische Garnelen (ohne Kopf)
3 Knoblauchzehen
2 Tomaten
2 Schalotten
1 Paprika
1 Zitrone
½ Bund Koriander
3 EL Kokosöl
2 TL Annatto-Pulver
Salz, Pfeffer

Zubereitung:
Paprika und Tomaten waschen und fein würfeln.
Schalotten schälen und in Ringe schneiden.
Knoblauch abpellen und fein hacken.
Gemüse in heißem Öl für fünf Minuten glasig anbraten.
Mit dem Annatto-Pulver, Salz und Pfeffer
abschmecken.
Mit der Kokosmilch ablöschen und für 15 Minuten
köcheln.
Garnelen abspülen, trocken tupfen und zur Suppe
geben.
Für weitere fünf Minuten köcheln.
Gemeinsam mit den Zitronenscheiben und dem
gehackten Koriander anrichten.

Zubereitungszeit: 35 Minuten

Hauptgerichte

Zoodles mit Frischkäse-Tomaten-Creme (~ 225 kcal)

1 Zucchini

75 g Frischkäse

75 g Tomaten

2 EL Basilikumblätter

1 TL Zitronensaft

Salz und Pfeffer
Zubereitung:

Zoodles stellen eine gesunde, kohlenhydratarme Alternative zu klassischen Nudeln dar. Schälen Sie die Zucchini und bringen Sie sie mit einem Spiralschneider in Nudelform. Wenn Sie keinen Spiralschneider haben, können Sie auch einen normalen Gemüseschäler verwenden. Legen Sie etwas Küchenpapier bereit und verteilen Sie die Zucchinistreifen darauf, bevor Sie diese mit Salz bestreuen und zum Auswässern liegen lassen. Waschen Sie derweil die Tomaten und pürieren Sie sie mit den Basilikumblättern, Zitronensaft und etwas Salz und Pfeffer im Mixer. Vermengen Sie das Püree anschließend gründlich mit dem Frischkäse und würzen Sie bei Bedarf nochmals nach. Erhitzen Sie leicht gesalzenes Wasser in einem Topf und kochen Sie die Zucchininudeln für etwa 10 bis 15 Minuten darin. Die Nudeln sollten weich sein, aber nicht zerfallen.

Tipp: Bleiben Sie beim Topf und testen Sie die Zoodles hin und wieder auf ihre Konsistenz. So verpassen Sie den richtigen Zeitpunkt nicht.

Backofen-Zucchini

Portionen: 2
Nährwerte je Portion:
Kcal: 420, Eiweiß: 16 g, Fett: 24 g, Kohlenhydrate: 35 g,
Ballaststoffe: 12 g
Zutaten
2 Tomaten
1 große Zucchini
1 Karotte
1 kleine gelbe Bete
1 Knoblauchzehe
½ Fenchelknolle
1 kleines Stück frischer Ingwer
100 ml Wasser
40 g Quinoa
1 Stiel Oregano
1 Stiel Salbei
1 Zweig Rosmarin
1 Stiel Thymian
2 EL Zitronensaft
1 EL Kokosöl
1 EL Mandelstifte
1 EL Walnüsse
1 EL Kürbiskerne
1 TL Kurkuma
1 TL Chiliflocken
Salz
Pfeffer
Zubereitung

1.   Backofen auf Umluft 160 °C vorheizen, Auflaufform leicht einfetten.

2.   Knoblauch abziehen, Ingwer schälen, beides in feine Würfel schneiden.

3.   Quinoa in ein Sieb schütten, unter fließendem Wasser gründlich abspülen, abtropfen lassen.

4.   Einen Topf mit 1 TL Kokosöl erhitzen. Knoblauch, Ingwer zugeben, anbraten. Kurkuma zufügen, kurz mit braten.

5.   Quinoa in den Topf geben, kurz mit braten.

6.   Mit Wasser ablöschen, das Ganze 20 Minuten bei geringer Hitze garen.

7.   Wasser zum Kochen bringen, Tomaten damit überbrühen, die Haut abziehen.

8.   Zucchini waschen, die Enden abschneiden, die Zucchini längs halbieren, Fruchtfleisch auslösen. Fruchtfleisch würfeln.

9.   Karotte waschen, evtl. schälen, hacken, gelbe Bete waschen, fein würfeln.

10.   Fenchel putzen, Strunk entfernen, hacken. Das Grün der Fenchelknolle abbrausen, auf einen Teller legen und beiseitestellen.

11.   Tomaten in einen Mixer geben. Nüsse zufügen, pürieren. Salz, Pfeffer zufügen, mit Kurkuma abschmecken.

12.   Thymian, Salbei, Rosmarin abbrausen, Blättchen bzw. Nadeln abzupfen, zur Tomaten-Nuss-Mischung geben, pürieren.

13.   Das restliche Kokosöl in die Auflaufform geben. Ist dieses noch hart, die Form in den Backofen stellen, Kokosöl schmelzen lassen. Ist das Kokosöl geschmeidig oder flüssig, dann die Form damit einfetten.

14.   In die Form die Tomaten-Nuss-Mischung füllen.

15.   Die Zucchinihälften auf die Tomatenmischung legen. Die ausgehöhlten Zucchinihälften mit der Quinoa-Gemüse-Mischung füllen.

16.   Mandelsplitter, Chiliflocken und über der Masse verteilen, die Form in den Backofen stellen, 20 Minuten garen lassen.

17.   Garnieren mit Fenchelgrün und Kräutern, Zitronensaft darüber träufeln.

Powershake

Zutaten:
500 ml Buttermilch
2 Äpfel
2 Bananen
½ Selleriestaude
Grünkohl
½ Salatgurke
2 Limetten
Ingwer
Stevia nach Bedarf

Zubereitung:
Gurke und Sellerie putzen und würfeln.
Bananen und Äpfel schälen und klein schneiden.
Grünkohl waschen.
Ingwer fein hacken und Limetten auspressen.
Alle vorbereiteten Zutaten in den Standmixer geben
und kurz pürieren.

Gefüllte Paprika

(400 kcal, 18 g Eiweiß, 6 g Kohlenhydrate, 8 g Fett)

Zutaten:

1 Paprika (rot)
40 g Feta
Pfeffer

Zubereitung:

Schneide den Strunk heraus und entferne die Kerne der
Paprika.
Zerbrösel den Feta ganz fein und würze ihn mit Pfeffer.
Fülle nun die Paprika mit dem Feta und gare alles 15
Minuten bei 180° C im Ofen.

Vegetarische Low-Carb-Suppen

Brokkoli-Suppe

Zutaten für 4 Portionen:
500 ml Gemüsebrühe
1 Brokkoli
1 Zwiebel
1 Knoblauchzehe
50 g Rucola
1 TL Olivenöl
Salz, Pfeffer, Chili

Zubereitung:
Zwiebel und Knoblauchzehe schälen und klein hacken.
In heißem Olivenöl für zwei bis drei Minuten glasig anbraten.
Mit der Gemüsebrühe ablöschen.
Brokkoli waschen, putzen und zerteilen.
Zu den restlichen Zutaten in den Topf geben.
Für zehn Minuten köcheln, bis der Brokkoli weich ist.
Den Rucola zugeben und für eine Minute erhitzen.
Vor dem Servieren die Brokkolisuppe pürieren und mit Salz, Pfeffer und Chili abschmecken.

Zubereitungszeit: 25 Minuten

Kichererbsenpfanne (~ 300 kcal)

150 g Kichererbsen

150 g Mangold

1/2 Zwiebel

25 g geriebener Parmesan

20 ml Milch

2 EL Sahne

1 EL Creme Fraiche

1 TL Butter

Gemüsebrühpulver

Salz und Pfeffer
Zubereitung:

Gießen Sie die Kichererbsen in ein Sieb, spülen Sie sie mit kaltem Wasser ab und hacken Sie die Zwiebel fein. Waschen Sie den Mangold und hacken Sie ihn grob. Erhitzen Sie etwas Butter in einer Pfanne und braten Sie die Zwiebeln, sowie die Kichererbsen bei hoher Temperatur darin an. Schalten Sie die Herdplatte auf mittlere Hitze herunter und geben Sie den Mangold zur Pfanne, wo Sie ihn für einige Minuten garen lassen. Geben Sie Milch und Sahne hinzu und würzen Sie mit

Gemüsebrühpulver, sowie Salz und Pfeffer. Nach einigen weiteren Minuten Garzeit rühren Sie Creme Fraiche und zum Schluss den Parmesan ein.

Tipp: Kichererbsen sind nicht jedermanns Sache. Dieses Rezept funktioniert alternativ auch mit Kidneybohnen aus der Dose.

Kabeljau auf Gemüse

Portionen: 2
Nährwerte je Portion:
Kcal: 479, Eiweiß: 44 g, Fett: 24 g, Kohlenhydrate: 21 g,
Ballaststoffe: 7,5 g
Zutaten
300 ml Gemüsebrühe
200 g Zuckerschoten
100 g Magerquark
100 g Naturjoghurt (Fettgehalt: 0,1 %)
4 Kabeljaufilets
2 Karotten
1 Zwiebel
1 Kohlrabi
1 Lauchstange
6 Stiele Dill
4 EL saure Sahne
2 EL Rapsöl
2 EL Zitronensaft
Salz
Pfeffer
Cayennepfeffer
Zubereitung

1.   Zwiebel abziehen, in Würfel schneiden.
2.   Lauch putzen, in Ringe schneiden.
3.   Karotten, Kohlrabi gründlich waschen, schälen, in
Streifen schneiden.

4.   Zuckerschoten waschen, putzen.
5.   Rapsöl in eine große beschichtete Pfanne geben, erhitzen. Zwiebel, Lauch zufügen, andünsten.
6.   Kohlrabi, Karotten zugeben, dünsten, mit Salz, Pfeffer würzen.
7.   Mit Gemüsebrühe ablöschen, weiter köcheln lassen.
8.   Kabeljaufilets abspülen, trocken tupfen, mit Zitronensaft beträufeln, mit Salz, Pfeffer würzen.
9.   Die Fischfilets auf das Gemüse legen, Pfanne mit Deckel abdecken, das Ganze 10 Minuten dünsten lassen.
10.   Zuckerschoten zugeben, das Ganze nochmals 5 Minuten dünsten.
11.   Sahne in eine Schüssel geben, Quark und Joghurt zufügen, alles gründlich verrühren.
12.   Dill abbrausen, Spitzen abzupfen, hacken, zur Quarkmischung geben, unterrühren. Mit Salz, Pfeffer, würzen. Pikant abschmecken mit Cayennepfeffer, Zitronensaft.
13.   Fisch, Gemüse und die Quarkmischung auf zwei Teller anrichten.

Eiweiß-Brötchen

Zutaten:
150 g Magerquark
5 EL Proteinpulver
2 Eier (M)
2 TL Weinsteinpulver
2 TL Flohsamen
2 TL Chiasamen
1 EL Olivenöl
Salz, Pfeffer

Zubereitung:
Magerquark und Eier verrühren.
Restlichen Zutaten unterheben und zu einem cremigen Teig vermengen.
Brötchenteig in eine Muffin- oder Brötchenbackform geben.
Bei 175°C für 25 Minuten backen.

Wildreis-Pilz-Pfanne

(400 kcal, 15,4 g Eiweiß, 31 g Kohlenhydrate 1,7 g Fett)

Zutaten:

500 g Champignons
100 g Wildreis
1 Bunt Petersilie
Albaöl
Mehl
Salz und Pfeffer

Zubereitung:

Putze die Pilze und schneide sie in Scheiben.
Lasse sie in der Pfanne mit etwas Albaöl anschwitzen.
Wenn genügend Flüssigkeit aus den Pilzen entwichen
ist, füge den Wildreis hinzu und lasse ihn in dem Sud
kochen bis zum Aufquellen. Zum Andicken kannst du
gerne etwas Mehl hinzufügen, das aber nur nach
Belieben.
Gib nun die Petersilie hinzu und würze kräftig mit Salz
und Pfeffer. Schmecke immer wieder ab, denn die Pilze
nehmen sehr viel von Salz und Pfeffer auf, sodass viel
nachgewürzt werden muss.
Lasse alles andicken und gebe alles auf einen Teller.

Sirt-Food-Linsen-Salat

Zutaten für eine Portion:
100 g Linsen
80 g Avocado
50 g Rucola
50 g Chicorée
1 Selleriestange
1 Dattel
¼ rote Zwiebel
3 EL Zitronensaft
2 EL gehackte Walnüsse
1 EL Olivenöl
1 EL Petersilie
1 EL Liebstöckel

Zubereitung:
Linsen über Nacht einweichen.
Für 30 Minuten in heißem Wasser garen.
Anschließend abkühlen lassen.
Rucola und Chicorée waschen und klein schneiden.
Zwiebel und Sellerie putzen und würfeln.
Dattel und Avocado in Scheiben schneiden.
Alle Zutaten in eine Schüssel geben und miteinander verrühren.

Zubereitungszeit: 40 Minuten (plus 8 h Einweichzeit)

Chili ganz vegetarisch

Portionen: 2
Zutaten
400 g festkochende Kartoffeln
250 ml Tomatensaft
2 Frühlingszwiebeln
1 getrocknete Chilischote
½ gelber Paprika
½ roter Paprika
½ Dose Mais
½ Dose Kidneybohnen
2 EL Crème fraîche
1 EL Sesamöl
Salz
Pfeffer
Zubereitung

1. Kartoffeln waschen, zu Pellkartoffeln verarbeiten, dann pellen und in Scheiben schneiden.
2. Kidneybohnen in ein Sieb schütten, so lange abspülen, bis sich kein Schaum bildet.
3. Mais in ein Sieb schütten, abtropfen lassen.
4. Paprika waschen, entkernen, würfeln.
5. Frühlingszwiebeln abziehen, in Ringe schneiden.
6. Chilischoten kurz abspülen, zerkleinern.
7. Öl in einer beschichteten Pfanne erhitzen. Kartoffeln, Zwiebeln und Paprika zufügen, 5 Minuten braten.

8. Würzen mit Salz, Pfeffer und Chili.

9. Das Ganze mit Tomatensaft ablöschen. Aufkochen lassen, weitere 5 Minuten köcheln lassen.

10. Mais und Kidneybohnen zufügen, kurz erhitzen.

11. Das Chili anrichten, mit einem EL Crème fraîche garnieren.

Rosinenbrot

Zutaten:
250 ml Mascarpone
3 Eier (M)
75 ml Milch
50 g Mandelmehl
50 g Kokosmehl
50 g Proteinpulver
50 g Rosinen
1 TL Stevia
50 g Rosinen
Salz

Zubereitung:
Proteinpulver, Mandel- und Kokosmehl miteinander mischen.
Die restlichen Zutaten, außer die Rosinen, vermengen und aufschlagen.
Nach und nach die Protein-Mehl-Mischung unterrühren.
Zum Schluss die Rosinen unterheben.
Bei 180°C für 50 Minuten backen.

Hähnchenbrust mit Grünkohl

Zutaten für eine Portion:
150 g Hähnchenbrust
50 g Buchweizen
1 Fleischtomate
1 Thai-Chilischote
5 Grünkohlblätter
¼ rote Zwiebel
6 EL Zitronensaft
2 EL Olivenöl
1 EL Kapern
2 TL Kurkuma
1 TL Petersilie
1 TL frischer Ingwer

Zubereitung:
Tomate waschen, putzen und in feine Würfel
schneiden.
Thai-Chili, Kapern und Petersilie fein hacken.
Mit den Tomatenwürfeln und 3 EL Zitronensaft
vermengen.
1 EL Olivenöl und Kurkuma verrühren.
Hähnchen darin 15 Minuten marinieren.
Anschließend das Hähnchen für eine Minute von
beiden Seiten anbraten.
In Alufolie einwickeln und für weitere zehn Minuten im
Ofen garen.
In der Zwischenzeit den Grünkohl grob hacken und in
heißem Wasser blanchieren.

Zwiebel und Ingwer schälen und fein hacken.
In 1 EL Olivenöl glasig anbraten.
Grünkohl zugeben und diesen leicht erhitzen.
Buchweizen nach Packungsanleitung zubereiten.
Mit Hähnchenbrust, Grünkohl und Tomatensalsa
servieren.

Zubereitungszeit: 40 Minuten

Würziger Eiersalat

Portionen: 2
Nährwerte je Portion:
Kcal: 330, Eiweiß: 18,9 g, Fett: 15,9 g, Kohlenhydrate: 24,01 g, Ballaststoffe: 3 g
Zutaten
4 Eier, Größe M
1 säuerlicher Apfel
2 Gewürzgurken
1 kleine, rote Zwiebel
3 EL Joghurt (Fettgehalt: 1,5 %)
2 EL Mayonnaise (Fettgehalt: 4,8 %)
1 EL Sonnenblumenkerne
1 EL Weißweinessig
1 TL Curry
Salz
Pfeffer
Cayennepfeffer
2 Stiele Petersilie
Zubereitung

1.   Eier hart kochen, abschrecken, abkühlen lassen.
2.   Dressing: Joghurt und Mayonnaise in eine Schüssel geben, verrühren.
3.   Essig zufügen, unterrühren, mit Salz, Pfeffer, Curry würzen, pikant abschmecken mit Cayennepfeffer.
4.   Apfel waschen, schälen, Kerngehäuse entfernen, Apfel in kleine Würfel schneiden.

5. Petersilie abbrausen, hacken.
6. Zwiebel abziehen, in Ringe schneiden, Gewürzgurken würfeln.
7. Eier pellen, klein schneiden.
8. Alles, außer die Sonnenblumenkerne in eine Schüssel geben, mischen.
9. Dressing über das Ganze gießen, vermischen.
10. Über den Eiersalat Sonnenblumenkerne streuen.

Rüben - Quinoa Salat

Zutaten:
½ Tasse Quinoa
1 Rübe
½ rote Zwiebel
2 Knoblauchzehen
150g Fetakäse
1 EL natives Olivenöl

Dressing:
2 EL natives Olivenöl
2 EL Zitronensaft
Salz und schwarzer Pfeffer

Zubereitung:
Quinoa kochen.
Zwiebeln und Knoblauchzehen hacken.
Pfanne bei mittlerer Hitze mit etwas Olivenöl erhitzen.
Zwiebeln für 3 Minuten anbraten.
Rübe schneiden und in die Pfanne für weitere 2
Minuten geben.
Gekochtes Quinoa und Knoblauch hinzufügen.
Olivenöl mit Zitronensaft, Salz und Pfeffer vermischen
und über die Pfanne träufeln.
Fetakäse übe die Pfanne krümeln.
Pfanne schwenken bis sich alles vermischt.

Muffins mit Himbeeren

Für 12 Muffins

Zutaten:
6 Eier
80g Kokosmehl
120g geschmolzene Butter
4 EL Himbeeren
4 EL Zuckerersatz (Süßstoff o.ä.)
1 TL Vanille-Aroma
1 TL Backpulver
1 Prise Salz
5 TL Wasser

Zubereitung:
Den Backofen auf 190°C vorheizen.
Die Eier (sie sollten Raumtemperatur haben) und die Butter mit dem Mixer verrühren, bis eine geschmeidige Masse entsteht.
Kokosmehl mit Backpulver vermischen und mit Salz, Vanille-Aroma und Zuckerersatz hinzufügen.
Anschließend löffelweise das Wasser hinzugeben. Der Teig sollte eine leicht feste Konsistenz aufweisen.
Die Himbeeren unterheben und den Teig auf 12 Muffinförmchen verteilen. 15 bis 18 Minuten backen, bis die Oberfläche der Muffins goldbraun ist.

Gesundes Früchtemüsli

Zutaten:
3 EL Proteinpulver
3 EL Magerquark
4 EL Wasser
1 EL Sojaflocken
1 TL Flohsamen
2 EL ungesüßte Kokosflocken
1 Kiwi
1 Grapefruit
5 Erdbeeren
Vanilleschote
Stevia nach Bedarf

Zubereitung:
Vanillemark auskratzen.
Magerquark, Wasser, Sojaflocken, Vanillemark und Flohsamen miteinander verrühren.
20 Minuten quellen lassen.
Kiwi und Grapefruit schälen und würfeln.
Erdbeeren putzen und vierteln.
Quarkmasse mit den Früchten und den Kokosflocken servieren.
Nach Belieben mit Stevia süßen.

Guten Morgen Chia-Müsli

Zeitaufwand: 5 Minuten
Nährwertangaben pro Portion:

Kcal: 220
Protein: 14g
Fett: 6g
Kohlenhydrate: 27g
Zutaten für 2 Portionen:

2 Esslöffel Chia-Samen
80ml Vollmilch (3,5% Fett)
200g Magerquark
1 Teelöffel Vanillezucker
50g Erdbeeren
1 Banane
2 Teelöffel Kürbiskerne
1 Prise Zimt
Zubereitung:

1. Alles außer Obst und Zimt in eine Schale geben und kräftig umrühren.

2. Obst in kleine Stücke schneiden und hinzugeben, kurz umrühren und mit Zimt überstreuen.

Sättigendes Porridge mit Rosinen und Cranberries

Zutaten für 1 Portion

30 g Porridge-Haferflocken
100 ml Milch, fettreduziert
1 TL Vanilleextrakt
1 TL Rosinen
1 TL Cranberries, getrocknet
Nährwertangaben pro Portion

Kcal: 176 kcal; Kohlenhydrate: 8 g; Fett: 3,5 g; Eiweiß: 13,9 g

Zubereitung

Porridge-Haferflocken, Milch, Vanilleextrakt, Rosinen und Cranberries in ein mikrowellenfestes Gefäß geben und mit 100 Milliliter Wasser auffüllen.

Das Porridge für circa 3 Minuten in der Mikrowelle kochen, nach der Hälfte der Zeit einmal gut umrühren.

Warm oder abgekühlt genießen.

Pancakes mit Chiasamen

Zutaten:
2EL Chiasamen
2 Eier
2 Bananen
Etwas Zimt
Butter zum Braten
Zubereitung:

1. Banane mit einer Gabel zerdrücken, in eine Schüssel geben, Chiasamen und Eier hinzugeben und alles gut verquirlen.
2. Den Teig für 5 Minuten stehen lassen, damit die Chiasamen etwas aufquellen.
3. Den Teig löffelweise in eine mit Butter eingefettete Pfanne g eben und von beiden Seiten goldbraun anbraten.
4. Anschließend mit Zimt bestreut servieren.

Apfel-Möhren-Püree

Portionen: 2 Portionen
Zeitaufwand: 20 Minuten
Nährwertangaben: ca. 150 kcal

Zutaten:

350 g Karotten

2 Äpfel

10 g Ingwer

1 Vanilleschote

2 EL Himbeeren

1 EL Mandelmus

Zubereitung:

1.   Karotten, Äpfel und Ingwer in Stücke schneiden und gemeinsam mit der Vanilleschote in einem Topf mit 200 ml Wasser für 10 Minuten kochen. Vanilleschote entfernen, alles pürieren und Mandelmus unterheben.

2.   Nach dem Befüllen des Tellers mit Himbeeren dekorieren.

Rindfleisch mit Zwiebelringen

Zutaten für eine Portion:
150 ml Rinderbrühe
140 g Rinderfilet
100 g Kartoffeln
40 ml Rotwein
5 Grünkohlblätter
1 Knoblauchzehe
¼ rote Zwiebel
3 EL Olivenöl
1 TL Petersilie
1 TL Tomatenmark
1 TL Maisstärke

Zubereitung:
Kartoffeln schälen und in dünne Scheiben.
In Salzwasser für fünf Minuten kochen.
Anschließend in eine Auflaufform geben und mit 1 EL Olivenöl vermengen. Bei 200° C für 40 Minuten garen.
Währenddessen Zwiebel klein schneiden und in ½ EL Olivenöl glasig braten. Grünkohl waschen, grob hacken und in heißem Wasser blanchieren.
Knoblauch schälen, fein hacken und in ½ EL Olivenöl anbraten. Grünkohl unterheben und zwei Minuten erwärmen. Rinderfilet in 1 EL Olivenöl von beiden Seiten anbraten. Aus der Pfanne nehmen und in Alufolie einwickeln.
Wein in die Pfanne geben, erhitzen und um die Hälfte reduzieren.

Tomatenmark, Maisstärke und Rinderbrühe zugeben und einkochen.
Rinderfilet mit Soße, Kartoffeln, Zwiebeln und Grünkohl servieren.

Zubereitungszeit: 60 Minuten

Eichblattsalat mit Mango

Portionen: 2
Nährwerte je Portion:
Kcal: 550, BE: 4, KE: 5
Zutaten
100 g Rotkohl
2 kleine Chicorées
1 Kopf Eichblattsalat
10 Kirschtomaten
½ Mango
2 Frühlingszwiebeln
250 g Entenbrustfilet (ohne Haut, Fettschicht)
2 EL Sojasoße
2 EL Apfelessig
2 EL Zitronensaft
2 TL Sesam
4 TL Sesamöl
1 TL Ahornsirup oder etwas Stevia
Salz
Pfeffer
Chiliflocken
160 g Vollkornbaguette
Zubereitung

1.   Entenbrust abspülen, trocken tupfen, in Streifen schneiden, würzen mit Salz, Pfeffer und Sojasoße.

2.　　　Rotkohl putzen. Einen Topf mit Salzwasser zum Kochen bringen, die Rotkohlblätter zufügen, blanchieren.

3.　　　Chicorées putzen, in Streifen schneiden, den blanchierten Rotkohl ebenfalls in Streifen schneiden.

4.　　　Salat waschen, in mundgerechte Stücke zupfen. Tomaten waschen, halbieren. Frühlingszwiebeln abziehen, in Ringe schneiden, das Grün in Streifen schneiden.

5.　　　Mango halbieren, 100 g Fruchtfleisch herauslösen, würfeln.

6.　　　Essig, Zitronensaft in eine Schüssel geben, mischen. Honig, Salz, Pfeffer und Chiliflocken zufügen, mischen. 1 TL Öl zugeben, unterrühren.

7.　　　Rotkohl, Tomaten zugeben, vermischen.

8.　　　Salat, das Weiße der Zwiebel, Mango und Chicorée zufügen, unterheben.

9.　　　Restliches Öl in eine beschichtete Pfanne geben, erhitzen. Entenbruststreifen zufügen, braten. Sesam zufügen, rösten.

Einfacher Schichtsalat

Zutaten:
100 g Babyspinat
1 rote Paprika
60 g gegarte Kichererbsen
2 Möhren
200 g Schafskäse
60 ml Buttermilch
60 g Creme Fraiche
2 EL Orangensaft
Salz, Pfeffer

Zubereitung:
Möhren schälen und raspeln.
Kichererbsen abtropfen lassen und mit Wasser
nachspülen.
Paprika und Schafskäse würfeln.
Schichtweise Kichererbsen, Möhren, Paprika,
Schafskäse und Babyspinat in eine Schüssel füllen.
Für das Dressing die Buttermilch, die Creme Fraiche
und den Orangensaft verrühren.
Salzen und pfeffern.
Über den Schichtsalat geben.

Salat mit Putenbruststreifen

Für 4 Personen

Zutaten:
2 Köpfe grüner Salat
(z.B. 1 Lollo Rosso, 1 Lollo Bianco)
300g Putenbrustfilet
125g Kirschtomaten
150 ml Sahne
2 EL Apfelsaft
2 TL Meerrettich, naturscharf
1/2 Bund Schnittlauch
Olivenöl
Zucker
Salz, Pfeffer

Zubereitung:
Den Salat putzen, trocken schleudern und in
mundgerechte Stücke zupfen.
Tomaten und Schnittlauch waschen und trocken
tupfen. Die Tomaten halbieren und den Schnittlauch in
feine Ringe schneiden.
Die Sahne mit dem Apfelsaft und dem Meerrettich
gründlich verrühren. Mit Salz, Pfeffer und Zucker
abschmecken.
Das Putenbrustfilet waschen und trocken tupfen und in
Streifen schneiden. In einer Pfanne mit ein wenig
Olivenöl anbraten und salzen und pfeffern.
Den Salat und die Tomaten auf einem Teller anrichten,

die Putenbruststreifen darauf legen und mit Schnittlauch bestreuen. Das Dressing dazu servieren. Anstelle der Putenbruststreifen können Sie natürlich auch Hähnchenbruststreifen nehmen.

Powershake

Zutaten:
500 ml Buttermilch
2 Äpfel
2 Bananen
½ Selleriestaude
Grünkohl
½ Salatgurke
2 Limetten
Ingwer
Stevia nach Bedarf

Zubereitung:
Gurke und Sellerie putzen und würfeln.
Bananen und Äpfel schälen und klein schneiden.
Grünkohl waschen.
Ingwer fein hacken und Limetten auspressen.
Alle vorbereiteten Zutaten in den Standmixer geben
und kurz pürieren.

Müsli „Obstfantasie"

Zeitaufwand: 25 Minuten
Nährwertangaben pro Portion:

Kcal: 45
Protein: 1g
Fett: 2g
Kohlenhydrate: 5g
Zutaten für 2 Portionen:

160g Joghurt, pur
1 Esslöffel brauner Zucker
15g Haferflocken
65g zerkleinerte Nüsse (z. B. gehackte Haselnüsse oder Cashews)
30g weiche Datteln
85g Erdbeeren
250g Birnen
Zubereitung:

1. Braunen Zucker und Haferflocken mischen und auf einem Backblech verteilen.
2. Im vorgeheizten Backofen bei 200 Grad (Umluft) 8 Minuten rösten, dabei immer mal wenden.
3. Datteln, Erdbeeren, Birnen waschen und klein schneiden.

4. Joghurt in Gläser verteilen und das Obst und das geröstete Müsli darauf geben.

Thailändischer Reisnudel-Salat mit Putenstreifen

Zutaten für 2 Portionen

1 Putenbrustfilet
1 EL Grüne Currypaste
65 g Reisnudeln, gekocht
1 Frühlingszwiebel, in Scheiben geschnitten
2 Karotten, geraspelt
1 ½ rote Chilischote, kleingehackt
½ Salatgurke, fein gewürfelt
½ Bund Frischer Koriander, kleingehackt
½ Bund Frische Minze, kleingehackt

Für das Kokos-Limetten-Dressing:
2 Bio-Limetten, ausgepresst
2 EL Kokosmilch
1 TL Fischsauce
½ rote Chilischote, kleingehackt
Nährwertangaben pro Portion

Kcal: 182 kcal; Kohlenhydrate: 17,5 g; Fett: 3,8 g; Eiweiß: 17,5 g
☑Zubereitung

Das Putenbrustfilet gründlich mit der grünen Currypaste einreiben.
Etwas Olivenöl in einer kleinen Pfanne erhitzen und das Fleisch für 4 Minuten von jeder Seite goldbraun braten.
Limettensaft- und -schale, Kokosmilch, Fischsauce und Chili in einer kleinen Schüssel miteinander verrühren.

Reisnudeln, Frühlingszwiebeln, Karotten, Chili, Salatgurke, Koriander und Minze in eine Salatschüssel geben und die Hälfte des Dressings unterrühren. Die Mischung auf zwei tiefe Teller aufteilen.

Das Putenbrustfilet in feine Streifen schneiden und über dem Salat verteilen. Das restliche Dressing über das Fleisch träufeln und umgehend servieren.

Chiapudding mit Obst

Zutaten:

400g Chia Samen

400g Heidelbeeren

2 Vanilleschoten

2 Bananen

2 Msp. Stevia

4 Äpfel

4 Kiwis

600ml Mandelmilch

Zubereitung:

1.Vanilleschoten aufschneiden,
das Mark mit einem Löffel herauskratzen   und anschließend
mit Chiasamen, Stevia, Mandelmilch in eine Schüssel geben und vermischen.

2.   Das Gemisch 2 Stunden in den Kühlschrank stellen, danach den Pudding verrühren
und das Obst waschen, schneiden und anschließend gemeinsam servieren.

Kartoffel-Paprika-Teller

Portionen: 1 Portion
Zeitaufwand: 30 Minuten
Nährwertangaben: ca. 290 kcal

Zutaten:
300 g Paprika gelb
200 g Kartoffeln geschält
150 g Zwiebeln
1 Knoblauchzehe
1 TL Rapsöl
Salz und Pfeffer

Zubereitung:

1.   Zuerst die geschälten und gewürfelten Kartoffeln in eine mit Rapsöl beschichtete Pfanne geben und kurz anbraten. In der Zwischenzeit Paprika, Zwiebel und Knoblauch würfeln und dazu geben.

2.   Bei geringer Hitze für 15 Minuten garen lassen – fertig!

Bratäpfel mit Goji-Beeren

Zutaten für 4 Personen:
4 Äpfel
4 EL gehackte Mandeln
4 EL Goji-Beeren
200 g Marzipan
2 EL Butter
1 TL Zimt

Zubereitung:
Mandeln, Goji-Beeren, Marzipan und Zimt miteinander verrühren.
Äpfel vom Kerngehäuse befreien und in eine Auflaufform stellen.
Butter in der Mikrowelle schmelzen.
Äpfel mit der Marzipan-Goji-Beeren-Mischung füllen.
Mit der geschmolzenen Butter bestreichen.
Für 40 Minuten bei 200°C backen.

Zubereitungszeit: 50 Minuten

Tarte mit Oliven und Feta

Portionen: 1 Tarte

Nährwerte je Portion:

Kcal: 305, Eiweiß: 20 g, Fett: 13 g, Kohlenhydrate: 23 g, Harnsäure: 25 mg

Zutaten

Boden

50 g Magerquark

75 g Weizenmehl

2 EL Milch

3 TL Olivenöl

¼ Päckchen Weinstein-Backpulver

Salz

Belag

1 Hokkaidokürbis (Fruchtfleisch: 250 g)

100 g Magerquark

100 g fettarmer Feta (Fettgehalt: 9 %)

30 g getrocknete, in Öl eingelegte Tomaten

25 g entsteinte, schwarze Oliven

1 Knoblauchzehe

2 Eier

1 Zwiebel

1 EL gehackte gemischte TK-Kräuter

½ TL Salz

Pfeffer

Chilipulver

Dip

1 Becher fettarmer Naturjoghurt (Gewicht: 150 g; Fettgehalt: 1,5 %)

50 g Magerquark
1 EL Zitronensaft
1 EL gehackte, gemischte TK-Kräuter
1 Knoblauchzehe
1 TL Honig
½ TL mittelscharfer Senf
Salz
Pfeffer
Zubereitung

1.   Backofen auf Umluft 180 °C vorheizen, eine runde Backform einfetten.
2.   Boden: Mehl mit Backpulver in eine Schüssel sieben, Öl, Quark, Salz und Milch zufügen, das Ganze zu einem glatten Teig verarbeiten.
3.   Den Teig in die Form geben, mit den Händen einen Rand ausarbeiten.
4.   Füllung: Kürbis waschen, schälen, in dünne Scheiben schneiden.
5.   Knoblauch, Zwiebel abziehen, hacken.
6.   Tomaten in ein Sieb geben, abtropfen lassen, dabei das Öl in einer beschichteten Pfanne auffangen. Tomaten stückeln.
7.   Die Pfanne erhitzen, Knoblauch, Tomaten und Zwiebel zufügen, andünsten.
8.   Kürbisscheiben in die Pfanne geben, dünsten.
9.   Würzen mit Salz, Pfeffer, mit Chili pikant abschmecken.
10.   Eier in einer Schüssel aufschlagen, Quark und Kräuter zufügen, verquirlen.

11. Das Kürbisgemüse auf dem Teigboden verteilen, die Eiermischung darüber gießen.
12. Feta abtropfen lassen, zerbröseln, über der Tarte verteilen.
13. Oliven halbieren, ebenfalls über der Tarte verteilen.
14. Die Form in den Backofen stellen, 30 Minuten backen.
15. Dip: Knoblauch abziehen, hacken.
16. Joghurt, Quark in eine Schüssel geben, mischen.
17. Honig, Zitronensaft, Senf, Salz, Pfeffer und Kräuter zufügen, mischen.

Tomatensuppe

Zutaten:
300 g geschälte Tomaten
1 Zwiebel
2 Knoblauchzehen
1 Möhre
100 ml Gemüsebrühe
50 ml Buttermilch
2 EL Olivenöl
Salz, Pfeffer

Zubereitung:
Zwiebel, Knoblauch und Möhren schälen und klein
schneiden.
In heißem Öl leicht andünsten.
Tomaten hinzugeben und für weitere fünf Minuten
köcheln.
Mit der Gemüsebrühe ablöschen.
Suppe vom Herd nehmen und leicht abkühlen lassen.
Anschließend pürieren und mit der Buttermilch
mischen.
Salzen und pfeffern.

Schweinefilet mit Gemüse

Für 4 Personen

Zutaten:
600g Schweinefilet
500g Brokkoli
200g Zuckerschoten
100ml Sojasoße
100ml Wasser
1 rote Paprika
1 rote Chilischote
2 EL Sesam
1-2 EL Honig
2 EL Öl
Salz
Pfeffer
Asiagewürz

Zubereitung:
Dieses Gericht lässt sich leicht im Wok zubereiten, eine
große Pfanne tut es aber auch.
Brokkoli waschen und in Röschen schneiden. Paprika
und Zuckerschoten waschen und in mundgerechte
Stücke schneiden.
Sesam in einer Pfanne anrösten bis er eine leicht
goldgelbe Farbe annimmt. Vom Herd nehmen und
beiseite stellen.
Fleisch in dünne Streifen schneiden und etwa 3
Minuten in Öl anbraten. Danach herausnehmen und

ebenfalls beiseite stellen.

Brokkoli mit der Paprika in den Wok oder die Pfanne geben und kurz anbraten. Die Sojasoße, Wasser und Honig sowie Fleisch und Zuckerschoten dazugeben. Unter Umrühren kurz anbraten, so dass die Zuckerschoten noch Biss haben. Alles mit Salz und Pfeffer abschmecken.

Auf die Teller verteilen und den gerösteten Sesam darüber streuen.

Rumpsteak mit Gemüsesalat

Für 2 Personen

Zutaten:
2 Rumpsteaks
1 kleiner Brokkoli
200 g grüne Bohnen
1 rote Zwiebel
5 Stengel Kerbel
60 g getrocknete Tomaten in Öl
3 El Weißweinessig
Salz, Pfeffer
1 Prise Zucker
7 El Öl

Zubereitung:
Die Rumpsteaks aus dem Kühlschrank nehmen. Einen
Topf voll Wasser zum Kochen bringen.
Den Brokkoli waschen und in Röschen schneiden. Den
Stiel großzügig schälen und würfeln. Die grünen
Bohnen putzen. Salz in das mittlerweilende kochende
Wasser geben und die Bohnen darin 2 Minuten garen.
Den Brokkoli hinzufügen und 6 Minuten weitergaren.
Den Ofen auf 180 Grad vorheizen.
Die Zwiebel halbieren und in dünne Streifen schneiden.
Die Kerbel-Blättchen fein hacken. Die getrockneten
Tomaten in Streifen schneiden.
Für die Vinaigrette Weißweinessig, Wasser, Salz,
Pfeffer, Zucker und 4 El Öl in einer großen Schüssel

verrühren. Zwiebeln, Kerbel und Tomaten zugeben.
Gemüse abgießen, kurz abschrecken und abtropfen
lassen. Unter die Vinaigrette mischen.
3 El Öl in einer Pfanne erhitzen. Steaks von beiden
Seiten salzen und auf jeder Seite ca. 30 Sek. anbraten.
Die Steaks pfeffern und auf einem Stück Alufolie im
heißen Ofen auf dem Rost auf der mittleren Schiene 8-
10 Minuten fertig garen. Die Steaks aus dem Ofen
nehmen, in Alu-Folie wickeln und etwa 3 Minuten
ruhen lassen. Mit dem Salat servieren.

Eiweiß-Brötchen

Zutaten:
150 g Magerquark
5 EL Proteinpulver
2 Eier (M)
2 TL Weinsteinpulver
2 TL Flohsamen
2 TL Chiasamen
1 EL Olivenöl
Salz, Pfeffer

Zubereitung:
Magerquark und Eier verrühren.
Restlichen Zutaten unterheben und zu einem cremigen
Teig vermengen.
Brötchenteig in eine Muffin- oder Brötchenbackform
geben.
Bei 175°C für 25 Minuten backen.

Spanische Spieße

Zeitaufwand: 15 Minuten
Nährwertangaben pro Portion:

Kcal: 100
Protein: 20g
Fett: 2g
Kohlenhydrate: 1g
Zutaten für 2 Portionen:

160g Hähnchenfilet
2 Chilischoten
2 Holzspieße
200g Champignons
1 Teelöffel Olivenöl
Salz, Koriander
Zubereitung:

1. Chilischoten klein hacken und mit Öl und Salz mischen.
2. Champignons säubern. Hähnchenfilet waschen, trockentupfen und zu Stücken schneiden. Champignons und Hähnchenstücke abwechselnd auf die Spieße stecken.
3. Fertige Spieße mit dem Chili-Öl-Mix bestreichen und in einer Pfanne mit Olivenöl rundum braten. Koriander zum Garnieren zupfen und darüber streuen.

Balsamico-Hühnchen auf gerösteter Paprika und Couscous

¶Zutaten für 4 Portionen

4 Putenbrustfilets
1 EL Olivenöl
2 Zehen Knoblauch, halbiert
1 rote Paprika, in Streifen geschnitten
1 gelbe Paprika, in Streifen geschnitten
2 Zehen Knoblauch, halbiert
3-4 Zweige Thymian
65 g Couscous
1 Päckchen Hühnerbouillon
1 EL Balsamico-Essig
1 Handvoll Rucola
Nährwertangaben pro Portion

Kcal: 231 kcal; Kohlenhydrate: 16 g; Fett: 11 g; Eiweiß: 14,3 g

Zubereitung

Putenbrustfilets mit Salz und schwarzem Pfeffer würzen, mit etwas Olivenöl bestreichen und den Knoblauch über das Fleisch reiben.

Die Putenbrustfilets in einer beschichteten Grillpfanne bei mittlerer Hitze für 8-10 Minuten braten. Eventuell nach der Hälfte der Bratzeit wenden.

Olivenöl in einer separaten Pfanne erhitzen, Paprika, den restlichen Knoblauch und Thymian hinzufügen und für 5 Minuten weich kochen. Ab und zu umrühren.

Zwei Esslöffel Wasser und die Hühnerbouillon in die Pfanne geben, unterrühren, die Hitze reduzieren und das Gemüse zugedeckt für weitere 15 Minuten köcheln lassen.

Den Couscous nach Packungsanweisung zubereiten.

Balsamico-Essig unter das Gemüse rühren und für 2-3 Minuten reduzieren lassen.

Den fertigen Couscous auf tiefen Tellern anrichten, die Putenbrustfilets über dem Couscous verteilen und mit dem Balsamico-Gemüse toppen.

Das Gericht mit frischem Rucola garnieren und umgehend servieren.

Feta-Oliven-Rührei

Zutaten:
250g Feta
8 Eier
30 Oliven
Salz und Pfeffer
6EL Milch
Olivenöl zum Braten
Zubereitung:

1. Eier und Milch in eine Schale geben und verrühren.
2. Die Oliven entkernen und klein schneiden.
3.   Das
Öl in einer Pfanne erhitzen und die Oliven mit dem Ei hi
nzugeben.
4.
Sobald das Ei goldbraun ist, den Feta Käse darüber
 verteilen und kurz
schmelzen lassen

Avocadoquark

Zutaten:

500g Quark

Zitronensaft
1 ½ Avocados
Pfeffer und Salz

Zubereitung:

1.
Das Avocadofleisch von der Schale entfernen und cremi
g stampfen.
2.Quark in eine Schüssel geben und Pfeffer, Salz und Zit
ronensaft dazugeben, alles
gut vermischen und abschmecken.

Scharfes Gulasch

Portionen: 4 Portionen
Zeitaufwand: 40 Minuten
Nährwertangaben: ca. 550 kcal

Zutaten:
500 ml Tomatenmark
400 g Rindersteak
4 Knoblauchzehen
3 Karotten
2 Zwiebeln
1 Paprika rot
1 EL Olivenöl
3 Messerspitzen Chilipulver
1 TL Paprikapulver edelsüß
1 TL Thymian
1 Messerspitze Kreuzkümmel

1/2 TL Honig
Salz

Zubereitung:

1.   Rindersteak würfeln und scharf in Olivenöl anbraten. Unterdessen Knoblauch und Zwiebeln in Stücke schneiden und ebenfalls goldbraun braten. Tomatenmark, geschnittene Paprika und Karotten mitsamt Honig dazu geben und bei niedriger Hitze für 30 Minuten köcheln lassen.

2.   Alles mit Gewürzen abschmecken und am besten erst am nächsten Tag aufwärmen und genießen.

Kokos-Smoothie mit Cranberrys

Portionen: 1
Zutaten
1 kleine Banane
½ Limette
1 EL Cranberrys (getrocknet)
150 ml Kokosmilch mit 1,9 % Fettgehalt
2 EL fettarmer Joghurt
Eiswürfel
Zubereitung:

1.   Banane schälen, 3 Scheiben vorab schneiden und auf einen Teller geben.
2.   Die restliche Banane mit einer Gabel zerdrücken, in eine hohe Schüssel geben und mit dem Stabmixer pürieren.
3.   Limette waschen, trocken reiben und die Schale in dünnen Streifen von der halben Limette abziehen. Dafür eignet sich ein Sparschäler. Limette auspressen, Saft zum Bananenpüree geben.
4.   Die restlichen Zutaten zufügen und mit dem Stabmixer durchmixen.
5.   Mit Limettenschale und Bananenscheiben garnieren.

Saftiges Lachs-Steak

Zutaten:
600 g Lachs
125 g Kräuterbutter
100 g Kirschtomaten
75 g grüne Oliven
6 EL Frischkäse
1 TL Balsamico-Creme
Salz, Pfeffer

Zubereitung:
Lachs salzen und pfeffern.
Oliven würfeln und mit dem Frischkäse, Balsamico und
der Kräuterbutter vermengen.
Tomaten halbieren und mit dem Lachs in eine
Auflaufform geben.
Oliven-Butter-Soße darüber verteilen.
Bei 175°C für 15 Minuten garen.

Pizza à la Low Carb

Ergibt 1 Blech

Zutaten:
200g Quark (20%)
3 Eier
200g geriebener Käse
½ TL Salz
Pfeffer
Tomatenmark
Wasser
Belag nach Wahl: verschiedene Gemüse, Schinken,
Thunfisch, etc.

Zubereitung:
Den Backofen auf 180 °C (Ober- und Unterhitze)
vorheizen. Ein Backblech mit Backpapier auslegen und
bereitstellen.
Den Quark mit den Eiern und dem geriebenen Käse in
einer Schüssel mischen und gleichmäßig auf dem
Backblech verteilen.
Für ca. 15 Minuten backen. Dann aus dem Ofen
nehmen. Tomatenmark mit etwas Wasser und
Gewürzen mischen und auf dem Teig verteilen.
Nach Belieben belegen und noch mal mindestens 10
Minuten in den Ofen.

Rosinenbrot

Zutaten:
250 ml Mascarpone
3 Eier (M)
75 ml Milch
50 g Mandelmehl
50 g Kokosmehl
50 g Proteinpulver
50 g Rosinen
1 TL Stevia
50 g Rosinen
Salz

Zubereitung:
Proteinpulver, Mandel- und Kokosmehl miteinander
mischen.
Die restlichen Zutaten, außer die Rosinen, vermengen
und aufschlagen.
Nach und nach die Protein-Mehl-Mischung
unterrühren.
Zum Schluss die Rosinen unterheben.
Bei 180°C für 50 Minuten backen.

Kurzgebratenes Rindssteak

Zeitaufwand: 20 Minuten
Nährwertangaben pro Portion:

Kcal: 282
Protein: 17g
Fett: 21g
Kohlenhydrate: 6g
Zutaten für 2 Portionen:

60g Rinderfilet
2 Knoblauchzehen
30g Paprika
½ Zwiebel
60g Brokkoli
2 Esslöffel Olivenöl
etwas Basilikum, Rosmarin, Salz, Pfeffer
Zubereitung:

1. Zwiebel schälen und Ringe schneiden, Knoblauchzehen schälen und hacken, Paprika waschen und kleinschneiden. Basilikum und Rosmarin waschen, trocknen und klein hacken.
2. Brokkoli waschen und die Röschen im geschlossenen Topf mit Wasser 6 Minuten garen.
3. Rinderfilet waschen und im Olivenöl mit Rosmarin beidseitig braten. Herausnehmen und mit Salz und Pfeffer würzen.
4. In der noch heißen Pfanne Zwiebel, Paprika und Knoblauch schwenken.

5. Basilikum darüber streuen.

Scharfe Asia-Wokpfanne mit Entenbrust und grünem Gemüse

Zutaten für 4 Portionen

2 EL Erdnussöl
4 Entenbrüste, ohne Haut
2 rote Chilischoten, entkernt und kleingehackt
12 Frühlingszwiebeln, in feine Ringe geschnitten
1000 g Pak Choi, in Scheiben geschnitten
2 TL Sojasauce
2 EL Honig
4 EL Austernsauce
2 TL Stärkemehl
Nährwertangaben pro Portion

Kcal: 160 kcal; Kohlenhydrate: 8,9 g; Fett: 4,3 g; Eiweiß: 22 g
⚑Zubereitung

Erdnussöl in einem Wok erhitzen. Die Entenbrüste vorsichtig in das Öl tauchen und für 2-3 Minuten frittieren. Das Fleisch anschließend aus dem Wok nehmen und beiseitestellen.

Chili, die Hälfte der Frühlingszwiebeln sowie Pak Choi in den Wok geben und für 4-5 Minuten kochen, bis der Pak Choi gar ist.

Soja- und Austernsauce sowie Honig unterrühren und die Entenbrust zurück in den Wok geben. Für 1-2 Minuten köcheln lassen.

Das Stärkemehl in einer kleinen Schüssel mit zwei Esslöffeln kaltem Wasser verrühren und unter ständigem Rühren zu den restlichen Zutaten geben. Die Sauce sollte andicken und einen charakteristischen Glanz entwickeln.

Die Wokpfanne auf tiefen Tellern anrichten, mit dem Rest der Frühlingszwiebeln garnieren und heiß servieren.

Wassermelonen Salat

Zutaten:
300g Blattsalat
3EL Olivenöl
200g Wassermelone
Salz und Pfeffer
2EL Sonnenblumenkerne 2EL Zitronensaft
2EL Sesam
Zubereitung:

1. Blattsalat waschen und in kleine Stücke schneiden.
2.   Die
Wassermelone schälen und ebenfalls in kleine Stücke s
chneiden.
3.
Zitronensaft, Sonnenblumenkerne, Sesam und Oliven
öl vermischen und mit
Salz und Pfeffer würzen.
4. Alle Zutaten zusammenmischen und servieren.

9 Gemüsepfanne

Portionen: 3 Portionen
Zeitaufwand: 25 Minuten
Nährwertangaben: ca. 460 kcal pro Portion

Zutaten:
350 g Hähnchenbrust
350 g Lauch
200 g Karotten
200 g Frischkäse
200 ml Gemüsebrühe
150 g Zuckerschoten
150 g Basmati
1 EL Margarine
Cayennepfeffer
Salz

Zubereitung:

1.   Karotten, Lauch und Zuckerschoten waschen, schneiden und dann für 3 Minuten mit der Brühe blanchieren. Flüssigkeit des Gemüses mit einem Sieb auffangen und Gemüse erst einmal zur Seite stellen. Das Hähnchen nun ebenfalls schneiden und mit Margarine, Salz und Pfeffer scharf anbraten.

2.   Das Gemüse kurz dazu geben und mit braten. Abschließend die Gemüsebrühe dazu gießen, den Frischkäse unterrühren und schon kann das Abendessen serviert werden.

Bananen-Apfel-Smoothie mit Salat

Portionen: 1
Zutaten:
1 Banane
2 Äpfel
100 g Kopfsalat
¼ l Wasser
Zubereitung:

1.   Äpfel schälen, Kerngehäuse entfernen, Frucht klein
schneiden.
2.   Banane schälen, grob stückeln.
3.   Kopfsalat waschen, klein schneiden.
4.   Alles mit dem Wasser in den Mixer geben und gut
durchmixen.

Apfel-Muffins

Zutaten:
400 g Äpfel
2 Eier (M)
1 Zitrone
100 g gemahlene Mandeln
5 EL Walnussöl
1 TL Stevia
½ TL Zimt

Zubereitung:
Mandeln, Öl, Eier, Zimt und Stevia verrühren.
Äpfel schälen, würfeln und mit Zitronensaft beträufeln.
Äpfel mit Teigmasse vermengen und in Muffinformen
füllen.
Bei 160°C 20 Minuten backen.

Rüben - Quinoa Salat

Zutaten:
½ Tasse Quinoa
1 Rübe
½ rote Zwiebel
2 Knoblauchzehen
150g Fetakäse
1 EL natives Olivenöl

Dressing:
2 EL natives Olivenöl
2 EL Zitronensaft
Salz und schwarzer Pfeffer

Zubereitung:
Quinoa kochen.
Zwiebeln und Knoblauchzehen hacken.
Pfanne bei mittlerer Hitze mit etwas Olivenöl erhitzen.
Zwiebeln für 3 Minuten anbraten.
Rübe schneiden und in die Pfanne für weitere 2
Minuten geben.
Gekochtes Quinoa und Knoblauch hinzufügen.
Olivenöl mit Zitronensaft, Salz und Pfeffer vermischen
und über die Pfanne träufeln.
Fetakäse übe die Pfanne krümeln.
Pfanne schwenken bis sich alles vermischt.

Scharfe Forelle

Zeitaufwand: 5 Minuten
Nährwertangaben pro Portion:

Kcal: 150
Protein: 12g
Fett: 2g
Kohlenhydrate: 22g
Zutaten für 2 Portionen:

75g Forellenfilet, geräuchert von der Fischtheke
4 Scheiben Vollkornbrot
1 Blatt Salat
etwas Dill und frischen Meerrettich
ggf. eine Prise Pfeffer
Zubereitung:

1. Vollkornbrot toasten oder in der Pfanne rösten.
2. Forelle häuten und in Stücke schneiden, Meerrettich schälen und in Streifen schneiden.
3. Salat abwaschen und in zwei Teile rupfen.
4. Vollkornbrot mit Forelle, Dill, Meerrettich und Dill belegen, nach Geschmack mit Pfeffer würzen.

Auberginen-Curry in cremiger Kokos-Erdnusssauce

Zutaten für 4 Portionen

Etwas Sonnenblumenöl
4 Auberginen, gewürfelt
4 Zwiebeln, fein gewürfelt
4 Zehen Knoblauch, gepresst
Etwas Ingwer, gerieben
2 TL Kreuzkümmel
2 TL Koriander, getrocknet
2 TL Kurkuma
1 TL Chiliflocken
800 ml Kokosmilch
2 EL Tamarindenpaste
2 EL Erdnussbutter
n.B. Pita-Brot oder Reis
Nährwertangaben pro Portion

Kcal: 251 kcal; Kohlenhydrate: 17 g; Fett: 15,5 g; Eiweiß: 5,5 g
☑ Zubereitung

Sonnenblumenöl in einer Pfanne erhitzen und die Auberginenwürfel für 3-4 Minuten goldbraun braten, bis sie weich sind. Auberginen aus der Pfanne nehmen und beiseitestellen.

Zwiebel in die Pfanne geben und für 2-3 Minuten glasig dünsten. Knoblauch und Ingwer hinzufügen und für weitere 2 Minuten dünsten. Kreuzkümmel, Koriander, Kurkuma, Chiliflocken unter die Zwiebeln rühren und für 3-4 Minuten mitdünsten.

Kokosmilch, Tamarindenpaste und Erdnussbutter unterrühren, bis sich die Erdnussbutter vollständig aufgelöst hat.

Die Auberginen zurück in die Pfanne geben und das Curry für 15-17 Minuten köcheln lassen. Ab und zu umrühren.

Das Auberginen-Curry auf tiefen Tellern anrichten und mit Pita-Brot oder braunem Reis servieren.

Avocadosalat mit Makrele

Zutaten:
400g Makrele
80g Kapern
2 Avocados
3EL Olivenöl

4EL
Salz und

Zitronensaft

Pfeffer
Zubereitung:

1.   Die
Makrele von der Haut trennen und in kleine Stücke sch
neiden.
2.
Avocado halbieren, den Kern entfernen und das Fru
chtfleisch mit einem
Löffel heraustrennen.
3.
Olivenöl, Zitronensaft, Salz und Pfeffer in eine kleine Sc
hale geben und gut

mischen.
4. Alle Zutaten in eine Salatschüssel geben, vermischen
und den fertigen Salat servieren.

Möhren-Apfel-Saft

Zutaten:

8 Möhren

3 Äpfel

2 Süßkartoffeln

1 orangene Paprika

1 dünne Scheibe Ingwer

Zubereitung:

1. Alle benötigten Zutaten waschen; die Möhren, die Süßkartoffeln und den Ingwer schälen. Dann alles in Stücke schneiden, in einen Mixer geben und pürieren.

2. Zum Verdünnen nach Belieben Wasser dazu gießen und nochmals pürieren.

Einfacher Schichtsalat

Zutaten:
100 g Babyspinat
1 rote Paprika
60 g gegarte Kichererbsen
2 Möhren
200 g Schafskäse
60 ml Buttermilch
60 g Creme Fraiche
2 EL Orangensaft
Salz, Pfeffer

Zubereitung:
Möhren schälen und raspeln.
Kichererbsen abtropfen lassen und mit Wasser
nachspülen.
Paprika und Schafskäse würfeln.
Schichtweise Kichererbsen, Möhren, Paprika,
Schafskäse und Babyspinat in eine Schüssel füllen.
Für das Dressing die Buttermilch, die Creme Fraiche
und den Orangensaft verrühren.
Salzen und pfeffern.
Über den Schichtsalat geben.

Bärlauchnudeln

Zeitaufwand: 10 Minuten
Nährwertangaben pro Portion:

Kcal: 270
Protein: 15g
Fett: 9g
Kohlenhydrate: 32g
Zutaten für 2 Portionen:

100g Bärlauch
100g Mehl
150g Quark (20% Fett)
1 Ei
Salz, Pfeffer, etwas Butter, auf Wunsch Parmesan
Zubereitung:

1. Bärlauch waschen und kleinhacken. Quark, aufgeschlagenes Ei und Mehl mit dem Bärlauch mischen und würzen.

2. Entstandenen Teig rollen und in Scheiben schneiden. Diese ca. 12 Minuten in Salzwasser köcheln.

Marokkanischer Kartoffeleintopf

Zutaten für 4 Portionen

750 g Kartoffeln
1 l Gemüsebrühe
1 EL Olivenöl
1 rote Zwiebel, fein gewürfelt
2 Zehen Knoblauch, gepresst
1 Bio-Zitrone, ausgepresst und Schale abgerieben
250 g gegrillte Paprika, aus dem Glas
1 TL Paprika, edelsüß
1 TL Kreuzkümmel
1 TL Ingwer, gerieben
2 EL Tomatenmark
1 EL Weißweinessig
Nährwertangaben pro Portion

Kcal: 233 kcal; Kohlenhydrate: 21,3 g; Fett: 8,4 g; Eiweiß: 13g
✔ Zubereitung

Den Backofen auf 220° C vorheizen.
Kartoffeln und Gemüsebrühe in einem großen Topf zum Kochen bringen. Die Hitze reduzieren und die Kartoffeln anschließend zugedeckt für 10-12 Minuten gar kochen.
Olivenöl in einer hohen, feuerfesten Pfanne erhitzen und Zwiebeln und Knoblauch für 3-4 Minuten dünsten.

Zitronensaft, Zitronenschale, gegrillte Paprika, Paprikapulver, Kümmel, Ingwer, Weißweinessig, Tomatenmark, Salz und Pfeffer hinzufügen und für 2-3 Minuten köcheln lassen.

Gekochte Kartoffeln und 400 Milliliter der Gemüsebrühe in die Pfanne geben und aufkochen lassen.

Die Pfanne in den Ofen stellen und das Gericht für 14-16 Minuten goldbraun backen.

Den marokkanischen Kartoffeleintopf auf tiefen Tellern anrichten und umgehend servieren.

Spinat-Kartoffel-Suppe

Zutaten:

100ml
400g Blattspinat

Kokosmilch
100g Kartoffeln
1TL Currypulver
500ml Gemüsebrühe
2TL Zitronensaft
1EL Kokosöl
Salz und Pfeffer

Zubereitung:

1.   Den   Spinat waschen,   die
Kartoffeln schälen, in kleine Stücke schneiden und i
n
kochendem Wasser kochen.
2.   Einen Topf mit Kokosöl erhitzen,
Spinat und Kartoffeln hinzugeben und
anbraten.   Anschließend   die
Gemüsebrühe hinzugeben und aufkochen lassen.
3.
Mit einem Pürierstab alles gut mixen bis eine cremige
Masse entsteht,
die
Kokosmilch hinzugeben, mit Curry, Salz, Pfeffer und
Zitronensaft
würzen und gut mischen.

Tomatensuppe mit Brot

Portionen: 4 Portionen
Zeitaufwand: 35 Minuten
Nährwertangaben: ca, 280 kcal pro Portion

Zutaten:
1 Baguette klein
1 Zwiebel
1 Bund Basilikum
1 Dose Tomaten
1 Knoblauchzehe
1 EL Olivenöl
Salz und Pfeffer

Zubereitung:

1.   Baguette in Scheiben schneiden, in eine Schüssel geben, mit Wasser bedecken und für 15 Minuten quellen lassen. Zwiebel und Basilikum klein hacken. Gehackte Zwiebeln in der Pfanne dünsten, Tomaten schneiden und dazu geben, das Brot ausdrücken, zerrupfen und ebenfalls in die Pfanne geben.

2.   Das Basilikum dazu geben und alles so lange garen bis eine breiige Konsistenz entsteht. Nun den Knoblauch schälen und über der Suppe auspressen. Mit Salz und Pfeffer abschmecken, alles gut durchrühren und fertig ist die nahrhafte Tomatensuppe!

Tomatensuppe

Zutaten:
300 g geschälte Tomaten
1 Zwiebel
2 Knoblauchzehen
1 Möhre
100 ml Gemüsebrühe
50 ml Buttermilch
2 EL Olivenöl
Salz, Pfeffer

Zubereitung:
Zwiebel, Knoblauch und Möhren schälen und klein
schneiden.
In heißem Öl leicht andünsten.
Tomaten hinzugeben und für weitere fünf Minuten
köcheln.
Mit der Gemüsebrühe ablöschen.
Suppe vom Herd nehmen und leicht abkühlen lassen.
Anschließend pürieren und mit der Buttermilch
mischen.
Salzen und pfeffern.

Gemüsestifte mit Natur-Dip

Zeitaufwand: 5 Minuten
Nährwertangaben pro Portion:

Kcal: 100
Protein: 4g
Fett: 4g
Kohlenhydrate: 10g
Zutaten für 2 Portionen:

4 Karotten
200g Stangensellerie
80g Joghurt, Natur 3,5% Fett
Salz, Pfeffer, ggf. etwas Gartenkräuter
Zubereitung:

1. Stangensellerie und Karotten waschen und putzen, in längliche Sticks schneiden.

2. Joghurt als Dip dazustellen, mit Salz und Pfeffer würzen und mit beliebigen Gartenkräutern verfeinern.

Mangosuppe

Zutaten:
½ Mango
100ml Wasser
250g Mini Möhren Kräutersalz und Pfeffer
1EL Olivenöl
1EL Balsamico
1 Zwiebel
Zubereitung:

1. Mango und Mini Möhren schälen und in kleine Stücke schneiden.
2. Anschließend die Zwiebel schälen, klein hacken und in einen
Topf mit Olivenöl geben und anbraten.
3.
Nach 2 Minuten Wasser, Möhren und Mangostücke hin zugeben und nach
weiteren 2 Minuten die restlichen Zutaten hinzugeben, würzen und 10
Minuten leicht kochen lassen.

Rote Bete Salat mit Apfel

Portionen: 2 Portionen
Zeitaufwand: 10 Minuten
Nährwertangaben: ca. 70 kcal

Zutaten:
1 Rote Bete frisch
1 Apfel rot
1 TL Saure Sahne
Etwas Obstessig
Etwas Öl
Salz und Pfeffer

Zubereitung:

1.   Rote Bete schälen und genau wie den Apfel stückeln. Beides miteinander in einer Schüssel vermischen, mit Essig, Öl, Salz und Pfeffer würzen und 1 TL saure Sahne unterheben.

Saftiges Lachs-Steak

Zutaten:
600 g Lachs
125 g Kräuterbutter
100 g Kirschtomaten
75 g grüne Oliven
6 EL Frischkäse
1 TL Balsamico-Creme
Salz, Pfeffer

Zubereitung:
Lachs salzen und pfeffern.
Oliven würfeln und mit dem Frischkäse, Balsamico und der Kräuterbutter vermengen.
Tomaten halbieren und mit dem Lachs in eine Auflaufform geben.
Oliven-Butter-Soße darüber verteilen.
Bei 175°C für 15 Minuten garen.

Erbseneintopf Vegana

Zeitaufwand: 25 Minuten
Nährwertangaben pro Portion:

Kcal: 295
Protein: 19g
Fett: 7g
Kohlenhydrate: 39g
Zutaten für 2 Portionen:

500g Erbsen aus der Tiefkühltruhe
1 Bund Petersilie
800ml Gemüsebrühe
2 Zwiebeln, geschält und gewürfelt
1 Esslöffel Kokosöl
4 Zweige Minze
etwas Rosmarin und Basilikum
Salz, Pfeffer
Zubereitung:

1. Zwiebelwürfel im Kokosöl 8-10 Minuten dünsten.
2. Gemüsebrühe, Erbsen, Basilikum, Minze und Rosmarin zugeben und alles aufkochen.
3. Petersilienblätter abtrennen, waschen, abtropfen und klein hacken. Minzzweige herausnehmen und die Suppe pürieren.

4. Mit Salz und Pfeffer würzen und mit Petersilie garnieren.

Grießbrei

Portionen: 2 Portionen
Zeitaufwand: 10 Minuten
Nährwertangaben: ca. 250 kcal

Zutaten:
400 ml Sojamilch
180 ml Wasser
50 g Dinkel-Vollkorngrieß
2 g Johannisbrotkernmehl
1 Prise Zimtpulver
1 Prise Salz
1 Apfel
Süßstoff flüssig

Zubereitung:

1.   Sojamilch und Johannisbrotkernmehl in einem Topf erwärmen sowie Grieß und eine Prise Salz unter Rühren dazu geben. An dieser Stelle bereits mit etwas flüssigem Süßstoff abschmecken.

2.   Den Brei nun für 5 Minuten erwärmen (Er darf nicht kochen und sollte ständig umgerührt werden!) Topf dann von der Herdplatte nehmen, einen Apfel in einer Schale mit etwas Wasser pürieren, den Grieß servieren und den Apfelmus als Kompott verwenden. Alles mit Zimt bestreuen – fertig!

Apfel-Muffins

Zutaten:
400 g Äpfel
2 Eier (M)
1 Zitrone
100 g gemahlene Mandeln
5 EL Walnussöl
1 TL Stevia
½ TL Zimt

Zubereitung:
Mandeln, Öl, Eier, Zimt und Stevia verrühren.
Äpfel schälen, würfeln und mit Zitronensaft beträufeln.
Äpfel mit Teigmasse vermengen und in Muffinformen
füllen.
Bei 160°C 20 Minuten backen.

Hawaii Hähnchen

Zeitaufwand: 15 Minuten
Nährwertangaben pro Portion:

Kcal: 470
Protein: 42g
Fett: 16g
Kohlenhydrate: 38g
Zutaten für 2 Portionen:

250g Hähnchenbrustfilet
4 Toastscheiben
2 Scheiben Goudakäse
1 Dose Ananas in Scheiben
2 Esslöffel Olivenöl
Zubereitung:

1. Hähnchenbrustfilet waschen, trocken tupfen und in 4 gleichmäßige Portionen schneiden.
2. Öl in der Pfanne erhitzen und Hähnchen von beiden Seiten braten. Kurz vor dem Ende auf jedes Stück eine halbe Goudascheibe legen und schmelzen lassen.
3. Toastscheiben hellbraun toasten und mit Hähnchenstücken belegen.

4. Auf jedes Hähnchentoast eine Ananasscheibe legen.

Kohlrabinudeln in Gemüsesauce

Zutaten:

2 Kohlrabi

2EL Tomatenmark

2 Karotten

300ml Gemüsebrühe

2 Tomaten

2EL Olivenöl

1 Frühlingszwiebel

10 Blättchen Basilikum

½ Zwiebel

Salz und Pfeffer

1cm Ingwer

Zubereitung:

1.   Den
Kohlrabi waschen, schälen und mit einem Spiralschn
eider zu Spaghetti

verarbeiten.

2.
Kohlrabinudeln in einen Topf mit gesalzenem koche
ndem Wasser etwa 3
Minuten bissfest kochen.

3. Die Karotten waschen, schälen und klein raspeln.
Die   Tomaten waschen, den
Strunk   entfernen und in kleine Stücke schneiden. Die
Frühlingszwiebeln waschen und in

dünne Ringe schneiden.

4.   Zwiebel und Ingwer schälen und klein hacken, Basilikum waschen und ebenfalls
klein hacken.

5.   Öl in einer Pfanne erhitzen, erst Zwiebel und Ingwer goldbraun anbraten und
dann das restliche Gemüse hinzugeben.

6.   Gemüsebrühe und Tomatenmark hinzugeben, Tomatenmark gut unterrühren,
ca. 8 Minuten bei kleiner Hitze köcheln lassen, Basilikum hinzugeben
und mit Salz und Pfeffer abschmecken.

Linseneintopf

Portionen: 4 Portionen
Zeitaufwand: 40 Minuten + Ruhe- und Kochzeit
Nährwertangaben: ca. 210 kcal pro Portion

Zutaten:
1 l Tomaten passiert
1 l Wasser
300 g Linsen rot
5 Lorbeerblätter
3 Knoblauchzehen
3 Karotten
3 EL Kräuter
3 EL Weißweinessig
2 Paprikaschoten
2 Zwiebeln
2 EL Gemüsebrühe
2 EL Olivenöl
1 Porreestange
1 Chilischote getrocknet

Zubereitung:

1.   Die roten Linsen für 60 Minuten in Wasser einlegen und quellen lassen. Alles übrige Gemüse waschen, schälen und in kleine Stücke schneiden, den Knoblauch auspressen. Gemüse nach 60 Minuten Quellzeit zu den Linsen geben und die Menge erhitzen. Die passierten Tomaten, die Brühe, Essig, Kräuter,

Chilischote und Lorbeerblätter dazu geben, alles miteinander verrühren und für 35 Minuten köcheln lassen.

2. Schlussendlich mit Salz und Pfeffer abschmecken. Zwischendurch ggf. Wasser zum Verdünnen dazu gießen.

Staudensellerie mit Dip

Kalorien: 35,5 kcal | Eiweiß: 3,2 Gramm | Fett: 1,1
Gramm | Kohlenhydrate: 3 Gramm
Zutaten für eine Person:
2 Stangen Staudensellerie | 2 EL Quark | 1 TL
Zitronensaft | 1 TL Koriander, gehackt | 1 Messerspitze
Kurkuma, gemahlen | 1 Prise Kardamom, gemahlen |
Salz und Pfeffer nach Bedarf
Zubereitung:

Den Quark mit dem Zitronensaft glatt rühren und mit
Koriander, Kurkuma, Kardamom, Salz und Pfeffer
würzen. Den Staudensellerie von den groben Fäden
befreien und den Dip damit genießen.

Gurken-Zucchini-Salat

ca. 130 Kalorien
Zubereitungszeit: ca. 10 Minuten
Schwierigkeitsgrad: Einfach

Zutaten:

½ Salatgurke
½ Zucchini (ca. 120 g)
2 Frühlingszwiebeln
1 Prise Salz
Etwas Pfeffer
2 Esslöffel Essig
Etwas Senf
Einige Dillspitzen (nach Belieben)

Zubereitung:

1. Die Gurke halbieren und die Kerne herauskratzen.
Das Fruchtfleisch in mundgerechte Würfel schneiden.
2. Die Zucchini in Würfel schneiden.
3. Die Frühlingszwiebel in dünne Ringe schneiden.
4. Gurke und Zucchini mischen, mit den übrigen
Zutaten verrühren. Vor dem Servieren 5 Minuten
marinieren lassen und erneut kurz umrühren.

Tipp: Vor dem Servieren mit frischen Kräutern, z.B.
Petersilie oder Schnittlauch garnieren.

Bunter Salat mit Rindersteakstreifen

998 kcal | 34g Eiweiß | 93g Fett

Zubereitungszeit: 25 Minuten

Portionen: 1

Zutaten:

- 200 g Rindersteak aus der Oberschale
- 200 g Salat (Mischung aus Feldsalat, Rucola und Mangold)
- 3 Knoblauchzehen
- 1 Rosmarinzweig
- 50 ml Olivenöl
- 3 EL Butter
- 2 EL Barbecue Sauce
- 2 TL Rosa Beeren
- 1 Prise Meersalz

Zubereitung:

1. Wir waschen die Salatblätter, entfernen lange Stiele von Mangold und Rucola und geben dir drei Sorten Salat in die Salatschleuder. Kräftig durchschleudern und Salat schon einmal auf einen Teller geben.

2. Nun schalen wir den Knoblauch und hacken ihn in grobe Stücke.

3. Jetzt nehmen wir eine Pfanne, geben die Butter hinein und ebenso einen Esslöffel von dem Olivenöl. Knoblauch und Rosmarin dazugeben und das Steak

mittig in die Pfanne legen. Das Rindersteak von beiden Seiten gut zwei bis drei Minuten bis zur gewünschten Garstufe braten. Dann holen wir das Steak aus der Pfanne und geben es zum Ruhen auf einen vorgewärmten Teller.

4.   Dann erhitzen wir kurz die Barbecue Sauce in der selben Pfanne. Das Steak schneiden wir in Streifen und träufeln die heiße Barbecue Sauce darüber. Nun die Steakstreifen auf oder neben dem Salat anrichten.

5.   Zum Abschluss die Beeren zermahlen und mit dem Olivenöl zu einer erfrischenden Vinaigrette vermengen. Die Vinaigrette verteilen wir großzügig über den Streakstreifen und dem Salat.

Leckeres Porridge (Haferbrei) mit Beeren und Mandeln

kcal: 490 / Kohlenhydrate: 53 g / Eiweiß: 18 g / Fett: 21 g

(Angaben beziehen sich auf die Honig-Variante)

Zutaten:
- 20 g Haferflocken
- 250 ml Milch
- 30 g Mandelstückchen
- ½ TL Zimt, 1 Prise Salz
- 40 g Preiselbeeren & 40 g Blaubeeren (frisch oder tiefgekühlt)
- 25 g getrocknete Mango-Stücke (alternativ eine frische Mango)
- 10 g Honig (alternativ 30g Vanille-Eiweißpulver)

Zubereitung:

1. Die Milch in einen Topf geben und erhitzen.
2. Dann die Haferflocken in die Milch geben und umrühren. Danach Zimt und Salz einrühren und das Ganze ca. 6 – 7 Minuten kochen lassen. In der Zwischenzeit immer wieder umrühren.
3. Anschließend den Haferbrei in eine Schale geben, die getrockneten Mango-Stücke einrühren und nach Geschmack etwas mit Honig oder Vanille-Proteinpulver süßen.

4.   Zu guter Letzt noch die Beeren waschen und gemeinsam mit den Mandelstückchen auf dem Porridge verteilen.

Blattsalat mit Champignons und Senf- Honig- Dressing

Nährwerte pro Portion

91 kcal - 5 g Eiweiß - 4 g Fett - 11 g Kohlenhydrate
Zutaten für 5 Portionen

Blattsalat mit Champignons
350 g Blattsalat, frisch
400 g Champignons, frisch
25 g Zwiebeln, geschält

Dressing
40 ml Balsamicoessig
75 ml Wasser/ Trinkwasser
25 g Senf (mittelscharf)
25 g Honig
15 ml Rapsöl

Zubereitung

1. Für den Blattsalat in Vinaigrette den Blattsalat waschen, ggf. schleudern. Die Champignons in dünne Scheiben schneiden und die Zwiebeln in Würfel schneiden. Alles vermischen und portionsweise in Salatschüsseln anrichten.

2. Mischen Sie Essig, Wasser, Zwiebeln, Senf, Honig und Gewürze. Öl in einem dünnen Strahl hinzufügen. Stellen Sie das Dressing separat vom Salat bereit und servieren Sie beides.

Vegetarisches Chili con Tofu

299 kcal

200 g Paprika rot/gelb gemischt, gewürfelt
1 Schalotte, fein gewürfelt
50 g Karotte, gewürfelt
50 g Champignons
1 TL Olivenöl
1 EL Tomatenmark
100 g pürierte Tomaten, Konserve
100 ml Gemüsebrühe
1 Knoblauchzehe, gehackt
Prise Kreuzkümmel
Chilipulver, gemahlen
70 g Kidneybohnen (Konserve)
60 g Tofu, geräuchert
Salz, Pfeffer

Die Gemüse mit den Schalottenwürfeln in einem Topf mit dem Olivenöl anbraten. Das Tomatenmark und pürierte Tomaten dazugeben. Knoblauch und Kreuzkümmel dazugeben, mit Salz, Pfeffer und Chilipulver würzen. Die Gemüsebrühe hinzufügen und 10 Minuten köcheln lassen. Den Tofu in Würfel schneiden und mit den Bohnen in das Chili geben.

Whiskey-Steak

Zeitaufwand: 25 Minuten
Nährwertangaben pro Portion:

Kcal: 350
Protein: 29g
Fett: 20g
Kohlenhydrate: 10g
Zutaten für 2 Portionen:

250g Rindersteaks
4 Esslöffel Barbecuesauce
3 Zwiebeln, geschält, in Ringen
2 Esslöffel Whiskey (Bourbon)
1 Esslöffel Olivenöl
1 Esslöffel Butter
Mehl, Salz, Pfeffer
Zubereitung:

1. Zwiebelringe von 2 Zwiebeln in Butter für 12 Minuten dünsten und mit Pfeffer und Salz würzen.
2. Steaks von jeder Seite einige Minuten in heißem Öl braten und ebenfalls würzen. Steaks herausnehmen und warm stellen.

3. Restliche Zwiebelringe zum Bratfett geben und mit Mehl bestreuen. Barbecuesauce zugeben und 3 Minuten kochen. Mit Whiskey, Pfeffer und Salz abschmecken.

Gefüllte Zucchini

Zutaten:
½ Zucchini
½ Paprika
25g Tomatenmark
½ Zwiebel
50g gehackte Tomaten
Öl, Salz, Pfeffer, Oregano
Zubereitung:

1.   Den   Reis nach Packungsanleitung kochen,   die Zucchini waschen, halbieren
und das Fruchtfleisch mit einem Löffel
heraustrennen.
2.   Eine Pfanne mit etwas Öl leicht erhitzen, Tomatenmark,   Paprika   und Zwiebel in kleine Stücke schneiden, dann in die
Pfanne geben und leicht anbraten.
3. Die Gemüsemischung in die Zucchini füllen, in eine Auflaufform geben und 15 Minuten bei 200 Grad im Backofen backen.

Dattel-Plätzchen

Portionen: 1 Portion
Zeitaufwand: 30 Minuten + Kühl- und Backzeit
Nährwertangaben: ca. 200 kcal

Zutaten:
90 g Margarine
3 TL Honig
2 Eier
1 Tasse Wasser
1 TL Vanille
1 Tasse Mehl
1 TL Natron
1 Tasse Rosinen
1/2 Tasse Datteln geschnitten
1/4 TL Zimt

Zubereitung:

1.   Die Rosinen und Datteln für 3 Minuten in Wasser unter ständigem Rühren kochen und abkühlen lassen. Margarine, Eier, Vanille und Honig verrühren. In einer separaten Schale Natron, Mehl und Zimt vermengen. Alle Zutaten nun miteinander vermischen, schlagen und für 60 Minuten in den Kühlschrank stellen.

2.   Ein Backblech mit Backpapier auslegen und den Teig nun in kleinen Portionen auf dem Backpapier verteilen. Alles für 12 Minuten bei 175°C backen. Am besten warm genießen!

Herzhaftes Roggen-Buscetta

ca. 165 Kalorien
Zubereitungszeit: ca. 8 Minuten

Zutaten:

1 Roggenbrötchen
8 – 10 Cocktailtomaten
1 Prise Salz
Etwas Pfeffer
2 Teelöffel Basilikum
½ Teelöffel Knoblauchöl

Zubereitung:

1. Das Brötchen in 4 – 5 Scheiben schneiden und diese
leicht toasten.
2. In der Zwischenzeit die Tomaten würfeln, salzen,
pfeffern, mit Schnittlauch und Knoblauchöl mischen.
Ca. 3 Minuten marinieren lassen.
3. Die Tomatensalsa auf die aufgeschnittenen
Brötchenscheiben legen.

Fantastische Kürbiscremesuppe

kcal: 135 / Kohlenhydrate: 15 g / Eiweiß: 5 g / Fett: 5,5 g

Zutaten:

- 80 g Kürbis
- 1 Knoblauchzehe
- ½ Zwiebel
- ½ TL Öl
- 1 Messerspitze Curry
- 200 ml Gemüsebrühe (klar)
- 1 Hauch Thymian
- Prise Salz & Pfeffer
- 1 EL Joghurt
- 1 EL geröstete Kürbiskerne

Zubereitung:

1. Knoblauch, Kürbis sowie die Zwiebel in kleine Stückchen schneiden und im Öl rösten (goldbraun). Gegen Ende auch das Currypulver dazugeben und mit anrösten. Anschließend mit der Gemüsebrühe aufgießen. Das Ganze für ca. 8-12 Minuten kochen und mit einem Hauch Thymian sowie einer Prise Salz und Pfeffer richtig würzen.

2. Den Joghurt in die Suppe rühren und alles mit einem Stabmixer zu Püree verarbeiten.

3.   Zu guter Letzt das Ganze noch anrichten und mit Kürbiskernen verfeinern.

Blattsalat mit Apfelvinaigrette

Nährwerte pro Portion

52 kcal - 1 g Eiweiß - 3 g Fett - 5 g Kohlenhydrate
Zutaten für 5 Portionen

Petersilie
200 g Lollo Rosso Salat
100 ml Apfelsaft
15 ml Apfelessig
15 ml Wasser / Trinkwasser
10 g Apfelkraut
15 ml Rapsöl
Jodsalz
Pfeffer

Zubereitung

1. Salat waschen und trocken schleudern.

2. Apfelsaft, Essig, Wasser, Apfelkraut, Salz und Pfeffer für die Salatsauce mischen. Öl und gehackte Petersilie hinzufügen. Salat und Dressing mischen und servieren.

Lachskotelett á la Papilotte

325 kcal

150 g Lachskotelett
70 g Blattspinat, ohne Stiele
1 Schalotte
1 Knoblauchzehe, gehackt
1 Tomate
1 Zweig Basilikum
Spritzer Zitronensaft
1 TL Olivenöl
Salz, Pfeffer, Muskat
2 Blatt Butterbrotpapier 35x35 cm

Das Lachskotelett mit Salz und Pfeffer würzen. Den Blattspinat waschen und kurz in gesalzenem Wasser abkochen. Auf einem Sieb abtropfen lassen und anschließend grob hacken. Mit Salz, Pfeffer und Muskat würzen.

Die beiden Blätter Butterbrotpapier übereinanderlegen und das obere Blatt mit Olivenöl einpinseln. Den Spinat darauflegen. Dann den Fisch auf den Spinat legen. Die Tomate und die Schalotte hacken, mit dem Knoblauch und den Basilikumblättern auf den Fisch geben. Mit Zitronensaft beträufeln und mit Salz und Pfeffer würzen. Das restliche Olivenöl darüber träufeln Das Butterbrotpapier einschlagen und Seiten so eindrehen, dass eine verschlossene Tüte entsteht.

Den Ofen auf 200 °C vorheizen und das Paket auf dem Backblech 25 Minuten garen. Zum Servieren das Papilotte auf einen Teller legen und vorsichtig öffnen.

Tipp! Früher wurde dafür Alufolie benutzt. In Verbindung mit säurehaltigen Lebensmitteln ist dies jedoch nicht mehr zu empfehlen. Wenn Sie Alufolie verwenden möchten, den Zitronensaft bittr weglassen.

Flammkuchen

Portionen: 1
Schwierigkeit: leicht
Vorbereitung: 5 Minuten
Zubereitung: 20 Minuten
Kalorien: 320

Zutaten:
1 Flammkuchenteig
75 g Joghurt
2 Zwiebeln
50 g magere Schinkenwürfel
40 g Schafskäse

Zubereitung:

Backofen vorheizen auf 200°C Ober- und Unterhitze.
Backpapier auf dem Backblech auslegen.
Den Teig auf dem Backblech auslegen, mit einer Gabel
die Seiten einstechen und 5 Minuten backen.
Die Zwiebel in Ringe schneiden.
Joghurt in eine kleine Schale geben und würzen (Salz,
Pfeffer, Paprika, Chili).
Teig nach dem Vorbacken umdrehen und mit
Joghurtpaste bestreichen.
Schinkenwürfel mit den Zwiebelringen gleichmäßig
verteilen. Schafskäse darüber bröseln. Flammkuchen 7

Minuten im Ofen backen und evtl. nachwürzen.

Kohl und Mangold Fantasie

Zutaten

40 Gramm Kohlblätter gezupft
40 Gramm Mangold
90 Gramm Schwarzbeeren
90 Gramm Papaya
200 ml Mandelmilch (ungesüßt)
25 Gramm Molkeneiweiß
5 Gramm Leinsamen
Proteine 24g, Fett 7g, Kohlenhydrate 23g, Ballaststoffe 9g, 258 Kcal
Zubereitung

Geben Sie die Nüsse, Samen oder Kerne in den großen Behälter. Schrauben Sie die NutriBullet Extraktor-Klingen an der Oberseite des Behälters an. Drehen Sie den Behältern nun um, verbinden Sie ihn mit der NutriBullet Power Base Basiseinheit und starten Sie den Extraktionsvorgang durch eine Drehung. Extrahieren Sie für 30 Sekunden. Geben Sie den Rest der festen Zutaten in den Behälter und drücken alles unter der MAX Linie zusammen. Füllen Sie dann den Behälter mit der jeweiligen Flüssigkeit auf. Schrauben Sie die NutriBullet™ Extraktor-Klingen an der Oberseite des Behälters an. Drehen Sie den Behältern nun um, verbinden Sie ihn mit der NutriBullet Power Base Basiseinheit und starten Sie den Extraktionsvorgang durch eine Drehung erneut. Extrahieren Sie all das Gute

aus den Zutaten bis alles gleichmäßig flüssig ist (rund 20 Sekunden).

Dillfisch

Zeitaufwand: 25 Minuten
Nährwertangaben pro Portion:

Kcal: 390
Protein: 36g
Fett: 20g
Kohlenhydrate: 16g
Zutaten für 2 Portionen:

300g Filet vom Seelachs
100g Erbsen
100ml Sahne
1 Bund Dill
200ml Wasser
200ml Milch, fettarm 1,5%
1 Zwiebel, geschält und in Ringe geschnitten
1 Esslöffel Olivenöl
Salz, Pfeffer
Zubereitung:

1. Zwiebelringe in Olivenöl anbraten, Seelachsfilet hinzugeben und 3 Minuten je Seite weiterbraten. Mit Pfeffer und Salz würzen.
2. Erbsen, Sahne und fettarme Milch zufügen und ca. 6 Minuten köcheln lassen, öfters umrühren.

3. Vor dem Herausnehmen Dill waschen, Stiele entfernen, kleinhacken und über den Fisch streuen.

Kapern und Knoblauch hinzugeben und 3 Minuten anschwitzen.

Zucchini überbacken

Zutaten:
4 Zucchini
Olivenöl

250g
Salz und Pfeffer

Mozzarella
4EL Parmesan
Zubereitung:

1. Die Zucchini waschen, halbieren, einmal längs durchschneiden und mit Öl
bestrichen in Alufolie legen.
2.
Mozzarella und Parmesan in die Alufolie über die Zucch ini geben und mit Salz
und Pfeffer würzen.
3. Die
Alufolie schließen und ca. 10 Minuten bei 180°C in den Backofen geben.

Infused Water: Blaubeer-Minze-Wasser mit Zitrone

Portionen: 1 Portion
Zeitaufwand: 10 Minuten
Nährwertangaben: 10 kcal

Zutaten:
1 l Wasser
100 g Blaubeeren gefroren
15 Minzblätter
1 Zitrone
Eiswürfel

Zubereitung:

1.   Zitrone waschen und in Scheiben schneiden. 1 Liter Wasser in eine Flasche füllen und die Zitronenscheiben sowie die gefrorenen Blaubeeren mitsamt der Minzblätter dazu geben.

2.   Sofort mit Eiswürfeln trinken oder für einen späteren Zeitpunkt in den Kühlschrank stellen.

Eier im Glas mit Schnittlauchsoße

Kalorien: 84,8 kcal | Eiweiß: 7,2 Gramm | Fett: 5,6 Gramm | Kohlenhydrate: 1,4 Gramm
Zutaten für eine Person:
1 Ei | 1/2 TL Essig zum Kochen | 1 EL Joghurt mit 0,1 % Fett | 1 TL Schnittlauch, in Röllchen | Meersalz | Pfeffer aus der Mühle
Zubereitung:

In einem Topf etwa 1/2 Liter Wasser zusammen mit dem Essig zum Kochen bringen. Das Ei ins heiße Wasser legen und für 3 Minuten kochen. Das Ei herausnehmen und mit kaltem Wasser abschrecken. Nun lässt es sich gut schälen. Das weiche Ei in ein Glas geben. Den Joghurt mit Schnittlauch, Meersalz und Pfeffer aus der Mühle verrühren, über dem Ei verteilen und dieses genüsslich als Frühstück löffeln.

Schneller Linseneintopf mit Kichererbsen

ca. 200 Kalorien
Zubereitungszeit: ca. 12 Minuten

Zutaten:

250 ml Gemüsebrühe
30 g rote Linsen
5 Esslöffel Kichererbsen (aus der Dose)

Zubereitung:

1. Die roten Linsen in reichlich Wasser ca. 10 Minuten bissfest garen.
2. Zwischenzeitlich die Kichererbsen abtropfen lassen.
3. Das Wasser abgießen, die Linsen mit der Brühe auffüllen. Kichererbsen zugeben. Nochmals kurz aufkochen lassen.

Tipp: Vor dem Servieren mit frischen Kräutern, z.B. Petersilie oder Schnittlauch garnieren.

Gebackene Tomate gefüllt mit Feta und Schinken

420 kcal | 35g Eiweiß | 30g Fett

Zubereitungszeit: 50 Minuten

Portionen: 3

Zutaten:

- 6 Tomaten
- 250 g Kochschinken
- 250 g Fetakäse
- 150 g Zucchini
- 8 Champignons
- 2 Zwiebeln
- 3 EL Olivenöl
- 1 Prise Meersalz und Pfeffer

Zubereitung:

1. Wir schneiden die Tomaten etwas unter dem Stielansatz ringsherum auf als würden wir einen Deckel öffnen. Mit einem Löffel befreien wir die Tomaten behutsam von den Kernen und höhlen sie gleichmäßig aus.

2. Die Zucchini verarbeiten wir in kleine gleichgroße Würfel. Dann entfernen wir den Stielansatz der Champignons und schneiden auch diese in Würfel. Jetzt schälen wir die Zwiebeln und würfeln sie. Genauso wird auch der Fetakäse in kleine Würfel geschnitten und auch den Kochschinken würfeln wir.

3. Die Zutaten für die Füllung geben wir in eine Schüssel, schmecken alles mit Salz und Pfeffer ab und vermengen es.

4. Jetzt befüllen wir die ausgehöhlten Tomaten mit der angefertigten Mischung.

5. Wir heizen den Backofen bei Ober- und Unterhitze auf circa 150 Grad vor. Dann nehmen wir eine Auflaufform und fetten den Boden der Form mit rund einem Esslöffel von dem Olivenöl ein bevor wir die Tomaten daraufsetzen.

6. Schließlich backen wir die Tomaten für circa 20 Minuten im vorgeheizten Ofen. Anschließend servieren wir die Tomaten auf einem Teller und garnieren diese mit dem übrigen Olivenöl.

Gebratene Hähnchenbrust mit Zucchini und Basmatinaturreis

Kalorien: 304 / Portion

Zutaten:
- 125 g Hähnchenbrust
- 1 TL Olivenöl
- 1 Tomate
- 200 g Zucchini in Scheiben
- 1 Zweig Rosmarin
- 4 Blatt Salbei
- 30 g Naturreis
- Salz, Pfeffer

Zubereitung:

1. Den Reis kochen.
2. Die Hähnchenbrust etwas flach klopfen, mit Öl einpinseln, mit Salz und Pfeffer würzen und von jeder Seite mehrere Minuten braten lassen, warmstellen.
3. Die Zucchini in Scheiben schneiden, die Tomate würfeln.
4. Die Zucchini mit dem restlichen Olivenöl anbraten, den gezupften Rosmarin, den Salbei und die Tomate dazugeben.
5. 2 EL Wasser hinzufügen und 5 Minuten zugedeckt dünsten lassen. Mit Salz und Pfeffer würzen.

Chinesische Gemüsesuppe

Nährwerte pro Portion

46 kcal - 4 g Eiweiß - 1 g Fett - 5 g Kohlenhydrate
Zutaten für 5 Portionen

50 g Tomatenwürfel
55 g Hühnerbrühe (gekörnt)
15 ml Sojasoße, dunkel
50 g Champignons
Knoblauch
50 g Zwiebeln, geschält
5 ml Rapsöl
1,25 l Wasser/ Trinkwasser
Ingwer, frisch
Cayennepfeffer
50 g Maisstärke
4 g Glasnudeln, Rohware

Zubereitung

1. Zwiebeln und Tomaten in Würfel schneiden und Champignons in Scheiben schneiden. Knoblauch hacken.

2. Öl erhitzen, Zwiebelwürfel und gehackten Knoblauch schmoren. Die Pilzscheiben kurz anbraten. Wasser, Brühe, Sojasauce und die Gewürze hinzufügen und zum Kochen bringen. Die Stärke untermischen und die Suppe damit binden.

3. Die Glasnudeln in einer Schüssel mit heißem Wasser übergießen und 10 Minuten ziehen lassen. Die Glasnudeln in ein Sieb abtropfen lassen und mit einer Schere in kürzere Stücke schneiden. Die Nudeln und Tomaten in die Brühe geben, weitere 5 Minuten ziehen, aber nicht kochen lassen. Die Suppe würzen.

Wildlachs auf Blattspinat

254 kcal

125g Wildlachs (z.B. „Costa Wildlachsfilets" TK)
½ TL Rapsöl
250 g TK Blattspinat
1 Schalotte, in Würfel geschnitten
1 EL Crème fraîche, Legere
Salz, Pfeffer, Muskatpulver

Den Wildlachs mit etwas Rapsöl bepinseln und mit Salz und Pfeffer würzen. In einem Topf die Schalottenwürfel mit dem restlichen Rapsöl anschwitzen. Den Spinat dazugeben und einige Minuten dünsten lassen bis der Spinat vollständig aufgetaut ist. Crème fraîche darunter rühren und mit Salz und Muskat würzen. Den Lachs in einer beschichteten Pfanne von jeder Seite kurz anbraten.

Zusammen auf dem Teller anrichten.

Tipp! In diesem Rezept benutze ich Wildlachs, da er weniger Kalorien hat wie Zuchtlachs. Kalorienmäßig haben wir noch etwas Spielraum. Eine halbe Tasse gekochter Bulgur (20 g Rohgewicht) oder 100 g Pellkartoffeln dürfen Sie gerne noch dazu essen.

Herzhafte Lachsrolle

Portionen: 2
Schwierigkeit: leicht
Vorbereitung: 20 Min
Zubereitung: Über Nacht; mindestens 4-6 Stunden
Kalorien: 372

Zutaten:
150 g Räucherlachs
100 g Blattspinat, tiefgekühlt
2 Eier
30 g Emmentaler
15 g Parmesan
100 g Frischkäse mit Kräutern
Salz und Pfeffer

Zubereitung:

Backofen vorheizen auf 200°C mit Umluft.
Eier mit Käse und Spinat vermischen und würzen.
Backpapier auf dem Backblech auslegen und den
Parmesan darauf verteilen (etwa 20×25 cm).
Die Masse darauf gleichmäßig verteilen.
Etwa 10 Minuten backen.
Danach abkühlen lassen und umdrehen, damit die Seite
mit dem Parmesan unten ist.
Den Frischkäse aufstreichen und mit dem Räucherlachs
belegen.
Zusammenrollen und in Alufolie einwickeln.

Bestenfalls über Nacht, mindestens jedoch 6 Stunden im Kühlschrank aufbewahren.

Bonanza

Zutaten

80 Gramm Kohlblätter gezupft
90 Gramm Brombeeren

200 ml Mandelmilch (ungesüßt)
25 Gramm Reis-Protein
8 Gramm Mandeln
Proteine 29g, Fett 9g, Kohlenhydrate 11g, Ballaststoffe 11g, 257 Kcal
Zubereitung

Geben Sie die Nüsse, Samen oder Kerne in den großen Behälter. Schrauben Sie die NutriBullet Extraktor-Klingen an der Oberseite des Behälters an. Drehen Sie den Behältern nun um, verbinden Sie ihn mit der NutriBullet Power Base Basiseinheit und starten Sie den Extraktionsvorgang durch eine Drehung. Extrahieren Sie für 30 Sekunden. Geben Sie den Rest der festen Zutaten in den Behälter und drücken alles unter der MAX Linie zusammen. Füllen Sie dann den Behälter mit der jeweiligen Flüssigkeit auf. Schrauben Sie die NutriBullet™ Extraktor-Klingen an der Oberseite des Behälters an. Drehen Sie den Behältern nun um, verbinden Sie ihn mit der NutriBullet Power Base Basiseinheit und starten Sie den Extraktionsvorgang durch eine Drehung erneut. Extrahieren Sie all das Gute aus den Zutaten bis alles gleichmäßig flüssig ist (rund 20 Sekunden).

Käsefunghi mit Brokkoli

Zeitaufwand: 30 Minuten
Nährwertangaben pro Portion:

Kcal: 490
Protein: 29g
Fett: 36g
Kohlenhydrate: 12g
Zutaten für 2 Portionen:

250g Champignons
180g Schafskäse
1 Knoblauchzehe
1 mittleren Brokkoli
2 Esslöffel Olivenöl
1 Pckg. Tomaten, in Stücken
1 kleine Zwiebel
Salz, Chili, Oregano
Zubereitung:

1. Brokkoli waschen und Röschen klein schneiden. Zwiebel und Knoblauch schälen und in dünne Streifen schneiden. Champignons putzen und mittig teilen. Alles in Olivenöl in der Pfanne einige Minuten anbraten.
2. Tomatenstücke hinzugeben, mit Oregano, Salz und Chili würzen und für 10 Minuten köcheln.

3. Schafskäse würfeln und zum Brokkoli geben. Pfanneninhalt in Auflaufform umfüllen und im

vorgeheizten Backofen bei 250 Grad (Ober-/Unterhitze) 15 Minuten backen.

Blumenkohlreis

Zutaten:
180g Blumenkohl
½EL Zimt

110ml
1 Msp. Stevia

Kokosmilch
Zubereitung:

1.   Den
Blumenkohl waschen und so klein wie möglich hacken.
2.
Alle Zutaten in einen Topf geben,10 Minuten leicht koc
hen lassen und nach
Belieben süßen.

Zitronen-Muffins

Portionen: 1 Portion
Zeitaufwand: 15 Minuten + Backzeit
Nährwertangaben: ca. 95 kcal pro Muffin

Zutaten:
400 g Mandeln gemahlen
110 g Butter
6 Eier
5 EL Xucker
1 Zitrone
1 Fläschchen Butter-Vanille-Aroma
1 Pck. Backpulver
1/2 Fläschchen Zitronenaroma

Zubereitung:

1.   Eiweiß und Eigelb trennen; Eiweiß steif schlagen und über die übrigen Zutaten gießen. Alles gut miteinander vermengen.

2.   Den entstandenen Teig nun zu jeweils 3/4 in Muffinförmchen gießen und bei 170°C für 30 Minuten im Ofen backen.

Cremiges Rührei mit Kräutern

Kalorien: 201,7 kcal | Eiweiß: 13,8 Gramm | Fett: 15,3 Gramm | Kohlenhydrate: 2,2 Gramm

Zutaten für eine Person:

2 Eier | 2 EL Sahne mit 20 % Fett | Meersalz und Pfeffer nach Bedarf | 1/2 TL Kerbel, gehackt | 1/2 TL Schnittlauch, in Röllchen geschnitten | 1/2 TL Dill, fein gehackt

Zubereitung:

Die Eier mit der Sahne verquirlen und nach eigenem Geschmack mit Meersalz und Pfeffer abschmecken. Die Eier in einer beschichteten Pfanne bei mittlerer Hitze leicht stocken lassen. Nach etwa 3 Minuten die Kräuter hinzugeben und zu einem Rührei verrühren. Zusammen mit einer Scheibe Eiweißbrot oder zwei Scheiben Knäckebrot ist dies auch ein sehr leckeres Abendessen.

Indische Möhren

ca. 80 Kalorien
Zubereitungszeit: ca. 8 Minuten

Zutaten:

200 g Möhren
1 Knoblauchzehe
1 Teelöffel Öl
1 Prise Salz
1 Prise indische Gewürzmischung „Garam Masala"

Zubereitung:

1. Die Möhren in Stücke, den Knoblauch in sehr feine Würfel schneiden.
2. Möhren und Knoblauch mit dem Öl mischen, scharf anbraten und ca. 4 bis 6 Minuten unter Rühren garen. Mit Salz und indischer Gewürzmischung abschmecken.

Geröstete Kürbiswürfel auf Spinat mit Walnusskernen

485 kcal | 9g Eiweiß | 40g Fett
Zubereitungszeit: 25 Minuten

Portionen: 1

Zutaten:

- 150 g Kürbis (Hokkaido)
- 150 g Babyspinat
- 30 g Walnusskerne
- 15 g Pinienkerne
- 4 EL Olivenöl
- 1 TL Fenchelsamen
- 1 Prise Meersalz und Pfeffer

Zubereitung:

1. Wir entkernen den Kürbis, lösen das Fruchtfleisch ab und schneiden es in mundgerechte Würfel.

2. Dann hacken wir die Walnüsse und geben die Fenchelsamen in einen Mörser, wo wir diese zerstoßen. Jetzt erhitzen wir eine Pfanne – aber ohne Öl – und rösten darin die Pinienkerne, die Fenchelsamen und die Walnusskerne. Nach dem Rösten geben wir die Samen und Kerne in eine Schüssel.

3.   Jetzt geben wir das Olivenöl in die heiße Pfanne und braten darin unsere Kürbiswürfel an. Den Kürbis schmecken wir mit Salz und Pfeffer ab und, wenn dieser gar ist, geben wir noh einmal die Walnusskerne, Fenchelsamen und Pinienkerne dazu und vermengen alles miteinander.

4.   Den Blattspinat richten wir auch einem Teller an und geben schließlich den Kürbis mit der Nusskernmischung obendrauf.

Souflaki vom Schweinefilet mit Peperonata Gemüse

Kalorien: 328 / Portion

Zutaten:
* 120 g Schweinefilet
* ¼ TL Paprikapulver, edelsüß
* ¼ TL Anis, gemahlen
* Etwas Oregano
* 1 TL Zitronensaft
* 1 TL Olivenöl
* 200 g gemischte Paprika, gewürfelt
* 1 EL Zwiebel, gewürfelt
* 1 Knoblauchzehe, zerdrückt
* 1 TL Tomatenmark
* 50 ml Gemüsebrühe
* Salz, Pfeffer

Zubereitung:

1. Das Schweinefilet in Würfel schneiden. Mit Salz, Pfeffer, Paprikapulver, Anis, Zitronensaft und Oregano würzen und auf zwei kleine Spieße stecken. Mit etwas Olivenöl einpinseln.
2. Anschließend die Paprikawürfel mit den Zwiebelwürfeln in dem restlichen Olivenöl anbraten.
3. Tomatenmark dazugeben und mit der Gemüsebrühe auffüllen.
4. Danach den Knoblauch dazugeben und mit Salz und Pfeffer abschmecken.

5.　　Die Souflaki ohne weitere Zugabe von Olivenöl von allen Seiten einige Minuten gründlich anbraten bis das Fleisch durch ist.

6.　　Mit der Peperonata anrichten.

Lauchcremesuppe

Nährwerte pro Portion

85 kcal - 3 g Eiweiß - 5 g Fett - 6 g Kohlenhydrate
Zutaten für 5 Portionen

10 ml Rapsöl
50 g Zwiebeln, geschält
400 g Lauch
125 g Paprika
600 ml Gemüsebrühe
100 ml Milch (1,5 % Fett)
Jodsalz
Pfeffer
3 g Schnittlauch

Zubereitung

1. Zwiebeln, Lauch und Paprika schneiden. Öl in einem Topf erhitzen und die Zwiebelwürfel darin anschwitzen.

2. Lauchringe und die Hälfte der Paprikaschoten dazugeben, kurz dünsten, Brühe und Milch darüber gießen und ca. 10 bis 15 Minuten kochen lassen.

3. Pürieren Sie die Suppe mit dem Stabmixer. Dann die restlichen Paprikaschoten dazugeben und kurz garen.

4. Mit Salz und Pfeffer würzen.

5. Mit gehacktem Schnittlauch bestreut servieren.

Sarah's Wrap mit Shrimps und Salat

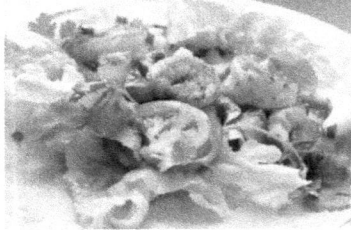

322 kcal

1 großen Mais-Weizenwrap (z.B. Edeka „Wraps")
30 g Blattsalat
1 Tomate, in 6 Scheiben geschnitten
100 g Partygarnelen, gegart
40 g Salatgurke, geschält, in Streifen geschnitten
1 EL Koriander- und Minzeblätter
Thai-Sauce Chili-Knoblauch
Salz, Pfeffer

Den Wrap zuerst mit dem Salat und anschließend mit den anderen Zutaten belegen. Zum Schluss mit der Thai-Sauce beträufeln und mit Salz und Pfeffer würzen, dann einrollen und in der Mitte halbieren.

Thunfisch-Eier

Portionen: 2
Schwierigkeit: leicht
Vorbereitung: 10 Minuten
Zubereitung: 10 Minuten
Kalorien: 262/ Person

Zutaten:
2 Eier
150 g Thunfisch ohne Öl
50 g Joghurt
1 TL Paprikapulver, edelsüß
2 TL Kräuter de Provence
Salz und Pfeffer
Schnittlauch

Zubereitung:

Eier hart kochen und dann schälen.
Die Eier der Länge nach durchschneiden, das Eigelb mit
einem Teelöffel vorsichtig entfernen und für die
Thunfischfüllung aufbewahren.
Thunfisch-Füllung: Eigelb, Thunfisch, Joghurt, Paprika-
Gewürz, Kräuter de Provence und Gewürze gut
verrühren.
Die Füllung mit einem Teelöffel auf die Ei-Hälften
setzen und mit Schnittlauch dekorieren.

Schwarzbeer-Brokkoli Widerspruch

Zutaten

40 Gramm Salatblätter
40 Gramm Brokkoli Röschen
90 Gramm Schwarzbeeren
90 Gramm geschnittene Tomaten
200 ml Mandelmilch (ungesüßt)
25 Gramm Reis-Protein
8 Gramm Sesamkerne geschält
Proteine 25g, Fett 8g, Kohlenhydrate 18g, Ballaststoffe
7g, 254 Kcal
Zubereitung

Geben Sie die Nüsse, Samen oder Kerne in den großen
Behälter. Schrauben Sie die NutriBullet Extraktor-
Klingen an der Oberseite des Behälters an. Drehen Sie
den Behältern nun um, verbinden Sie ihn mit der
NutriBullet Power Base Basiseinheit und starten Sie
den Extraktionsvorgang durch eine Drehung.
Extrahieren Sie für 30 Sekunden. Geben Sie den Rest
der festen Zutaten in den Behälter und drücken alles
unter der MAX Linie zusammen. Füllen Sie dann den
Behälter mit der jeweiligen Flüssigkeit auf. Schrauben
Sie die NutriBullet™ Extraktor-Klingen an der Oberseite
des Behälters an. Drehen Sie den Behältern nun um,
verbinden Sie ihn mit der NutriBullet Power Base
Basiseinheit und starten Sie den Extraktionsvorgang
durch eine Drehung erneut. Extrahieren Sie all das Gute

aus den Zutaten bis alles gleichmäßig flüssig ist (rund 20 Sekunden).

Curry-Nudeln WOK

Zeitaufwand: 15 Minuten
Nährwertangaben pro Portion:

Kcal: 350
Protein: 8g
Fett: 5g
Kohlenhydrate: 68g
Zutaten für 2 Portionen:

200g Bio-Reis
300g Gemüsemischung, gern auch TK
1 Zwiebel, geschält und gewürfelt
1 Esslöffel Kokosöl
etwas Sambal Oelek
Salz, Pfeffer, Curry
Zubereitung:

1. Gemüsemischung im Wok mit Kokosöl, Zwiebel und Sambal Oelek einige Minuten erwärmen, mit Salz, Curry und Pfeffer abschmecken.
2. Reis nach Anleitung garen.

Gefüllte Champignons

Zutaten:
500g Champignons
100g Paprika
2EL Kräuter
Salz und
100g Tomaten

Pfeffer
Zubereitung:

1.   Den   Backofen auf 200°C vorheizen,   die Champignons putzen und den
Strunk entfernen.
2.   Tomaten und Paprika waschen, klein hacken, mit Kräutern mischen   und
mit Salz und Pfeffer würzen.
3.   Die Champignons mit der Mischung füllen und im Back ofen ca. 20 Minuten

backen.

Orangensalat mit Schalotten

Kalorien: 121,4 kcal | Eiweiß: 2,1 Gramm | Fett: 5,4 Gramm | Kohlenhydrate: 15,2 Gramm
Zutaten für eine Person:
1 Orange, kernlos und filetiert | 1 Schalotte | 1 Zweig Thymian | 1/4 Bund Koriander, grob gehackt | 1/4 roter Paprika | Salz und Pfeffer | 1 TL Walnussöl | 1 TL Apfelessig, naturtrüb
Zubereitung:

Den Paprika klein würfeln und die Schalotte in dünne Streifen schneiden. Den Thymian abrebeln und alles mit den Orangenfilets vermengen. Aus Koriander, Salz, Pfeffer, Walnuss Öl und Apfelessig ein Dressing rühren und den Salat damit marinieren. Sie können anstatt Koriander auch gekräuselte Petersilie verwenden.

Sellerie-Püree mit Croutons

ca. 160 Kalorien
Zubereitungszeit: ca. 12 Minuten

Zutaten:

400 g Sellerie
¼ Teelöffel Salz
½ Teelöffel Margarine

179

Etwas Muskatnuss (nach Belieben)
½ Brötchen (weiß, ohne Körner)
1 Teelöffel Öl

Zubereitung:

1. Den Sellerie putzen, ggf. schälen und würfeln.
2. Mit 2 – 3 Esslöffel in einem Topf oder in der Mikrowelle weich dünsten (ca. 8 - 10 Minuten).
3. In der Zwischenzeit das halbe Brötchen in Würfel schneiden und im Öl von allen Seiten anrösten.
4. Salz, Margarine und Muskatnuss zum Sellerie geben und mit einem Kartoffelstampfer zerkleinern.
5. Mit den Croutons bestreut servieren.

Chicken-Avocado-Salat mit Eiern und Basilikum

750 kcal |60g Eiweiß | 57g Fett

Zubereitungszeit: 30 Minuten

Portionen: 2

Zutaten:

- 250 g Hähnchenbrustfilet
- 4 mittelgroße Eier
- 1 Avocado
- 80 g frisches Basilikum
- 50 g Mayonnaise
- 1 Prise Meersalz und Pfeffer

Zubereitung:

1. Wir schneiden die Hähnchenbrust in mundgerechte Stücke, setzen einen Topf mit Salzwasser auf und bringen das Wasser zum Kochen. Nun geben wir Hähnchenbrust in den Topf, tun den Deckel auf den Topf und lassen die Hähnchenbrust bei niedriger Hitze rund 15 Minuten gar ziehen. Anschließend das Fleisch in ein Sieb geben und abtropfen lassen.

2. Die Eier kochen wir für gut 10 Minuten, schrecken sie ab, pellen sie dann und schneiden sie in kleine Stücke.

3. Jetzt halbieren wir die Avocado, entfernen die Kernen und lösen das Fruchtfleisch von der Schale. Danach schneiden wir die Avocado in Würfel.

4. Wir zupfen die Basilikumblätter vom Stiel und hacken diese grob.

5. Dann geben wir das Fleisch, die Eier, die Avocado, das Basilikum und die Mayonnaise in eine Schüssel, würzen mit Salz und Pfeffer und rühren alles behutsam um. Im Anschluss kann der Salat angerichtet werden.

Grüner-Bohnen-Eintopf

Kalorien: 302 / Portion

Zutaten:
- 100 g Karotte
- 100 g Knollensellerie
- 160 g grüne Bohnen, frisch
- 1 Schalotte, gewürfelt
- 1 TL Olivenöl
- 100 g Tomaten, gewürfelt (Konserve)
- 2 TL Tomatenmark
- 1 Knoblauchzehe, zerdrückt
- 250 ml Hühnerbrühe
- 1 Zweig Bohnenkraut
- 80 g weiße Bohnen, abgetropft (Konserve)
- Salz, Pfeffer

Zubereitung:

1. Karotten und Sellerie in Würfel schneiden.
2. Die Bohnen von ihren Enden trennen und in gleichgroße Stücke schneiden.
3. Das Olivenöl erhitzen und das Gemüse mit den Schalotten Würfel darin anschwitzen sowie Tomatenmark, Dosentomaten und Knoblauch dazugeben.
4. Mit der Hühnerbrühe ablöschen. Das Bohnenkraut hinzufügen und alles 20 – 25 Minuten kochen lassen.

5. Nun die weißen Bohnen dazugeben und kurz mit erwärmen.

6. Den Eintopf mit Salz und Pfeffer abschmecken.

Seelachsfilet in Salbei-Senfsauce mit Naturreis und Brokkoli

Nährwerte pro Portion

536 kcal - 45 g Eiweiß - 16 g Fett - 48 g Kohlenhydrate
Zutaten für 5 Portionen

Seelachsfilet
900 g Seelachsfilet, roh
20 ml Zitronensaft
Jodsalz
25 g Senf

Salbei-Senfsoße
500 ml Gemüsebrühe
150 g Schmand (20 % Fett)
Salbeiblätter
13 g Senf
20 g Maisstärke
Jodsalz
Pfeffer, gemahlen
3 g Honig
3 ml Zitronensaft

Garnitur
5 g Mandelblättchen

Naturreis
250 g Reis, ungeschält, roh

Petersilie

Brokkoli
750 g Brokkoli
Zubereitung

1. Die Fischfilets putzen, säuern, salzen und mit dem Senf bestreichen.

2. Die Gemüsebrühe für die Sauce erhitzen, den Schmand, den Senf und den geschnittenen Salbei unterrühren. Mischen Sie die Stärke mit kaltem Wasser und binden Sie die Sauce damit. Mit Salz, Pfeffer, einer Prise Zucker und Zitronensaft würzen. Gießen Sie die Sauce über die Fischfilets und lassen Sie den Fisch darin kochen.

3. Die Mandelblätter goldbraun rösten und beim Servieren über das Fischfilet streuen.

4. Reis kochen und mit gehackter Petersilie bestreuen.

5. Den Brokkoli in Röschen portionieren und in Salzwasser bissfest schmoren.

Ofengemüse mit Doradenfilet

304 kcal

100 g Zucchini

1 rote Paprika

100 gelbe Paprika

1 Tomate

2 Schalotten, gewürfelt

1 Knoblauchzehe, gehackt

1 Zweig Rosmarin

1 TL Olivenöl

etwas flüssige Gemüsebrühe

120 g Doradenfilet (Ersatz Zanderfilet)

Salz, Pfeffer

Damit das Ofengemüse schneller gar wird, benutzen wir zunächst die Pfanne.

Sämtliche Gemüse würfeln. In einer beschichteten Pfanne das Olivenöl erhitzen und das Gemüse mit den Schalotten und dem gehackten Knoblauch darin anbraten. Zum Schluss die Tomatenwürfel dazugeben. Alles gut würzen, den Rosmarin dazugeben und mit Deckel 7-10 Minuten dünsten lassen. Falls nötig etwas Gemüsebrühe oder Wasser dazugeben.

Das fertige Gemüse in eine Auflaufform umfüllen. Das Doradenfilet mit Salz und Pfeffer würzen und auf das Gemüse legen. Mit Alufolie abdecken. Im auf 180 °C vorgeheizten Ofen 20 Minuten backen.

Dinkel -Tagliolini auf Trüffel

Portionen: 4
Schwierigkeit: mittel
Vorbereitung: 10 Minuten
Zubereitung: 15 Minuten
Kalorien: 133/ Person

Zutaten:
400 g Dinkel-Tagliolini
1 großer frischer schwarzer Trüffel
2 EL Trüffelpüree (Feinkostladen)
200 ml Milch
100 ml Gemüsebrühe
1 EL Öl
Weißer Pfeffer
Salz

Zubereitung:

Nudeln im Salzwasser 9 Minuten kochen,
Gemüsebrühe anrühren.
Milch mit Trüffelpüree und Gemüsebrühe unter starker
Hitze sämig einkochen, würzen.
Trüffel in feine Scheibchen schneiden.
Nudeln gut abtropfen lassen, mit Soße mischen und
Trüffelscheiben darüber streuen.

Brokkoli Salat

Zutaten

40 Gramm Brokkoli Röschen
40 Gramm Salatblätter
90 Gramm Granatapfelsamen
90 Gramm geschnittene Karotten
200 ml Mandelmilch (ungesüßt)
25 Gramm Reis-Protein
1 Gramm Leinsamen
Proteine 25g, Fett 4g, Kohlenhydrate 24g, Ballaststoffe 9g, 256 Kcal
Zubereitung

Geben Sie die Nüsse, Samen oder Kerne in den großen Behälter. Schrauben Sie die NutriBullet Extraktor-Klingen an der Oberseite des Behälters an. Drehen Sie den Behältern nun um, verbinden Sie ihn mit der NutriBullet Power Base Basiseinheit und starten Sie den Extraktionsvorgang durch eine Drehung. Extrahieren Sie für 30 Sekunden. Geben Sie den Rest der festen Zutaten in den Behälter und drücken alles unter der MAX Linie zusammen. Füllen Sie dann den Behälter mit der jeweiligen Flüssigkeit auf. Schrauben Sie die NutriBullet™ Extraktor-Klingen an der Oberseite des Behälters an. Drehen Sie den Behältern nun um, verbinden Sie ihn mit der NutriBullet Power Base Basiseinheit und starten Sie den Extraktionsvorgang durch eine Drehung erneut. Extrahieren Sie all das Gute

aus den Zutaten bis alles gleichmäßig flüssig ist (rund 20 Sekunden).

Eintropfsuppe

Kalorien: 92,1 kcal | Eiweiß: 8,7 Gramm | Fett: 5,7 Gramm | Kohlenhydrate: 0,9 Gramm
Zutaten für eine Person:
200 ml kräftige Rinderbrühe | 1 Ei | 1 TL Mandelmehl | 1 Prise Steinsalz | etwas Muskat, gerieben | 1 EL Schnittlauch, in Röllchen zum Bestreuen
Zubereitung:

Das Ei mit dem Mandelmehl gut verquirlen, die Brühe aufkochen und das Ei unter ständigem Rühren in die Suppe gießen. Mit Salz und Muskat abschmecken, anrichten, und mit Schnittlauch bestreuen.